DIZIONARIO DI EMERGENZE MEDICHE
Italiano - Spagnolo

DICCIONARIO DE EMERGENCIAS MÉDICAS
Italiano - Español

Edita Ciglenečki

Copyright © 2016 Edita Ciglenečki
All rights reserved.
ISBN-13: 978-1541154155
ISBN-10: 1541154150

INTRODUZIONE

Questo dizionario italiano-spagnolo contiene più di 3000 termini medici ed è stato concepito come un manuale compatto di facile comprensione di terminologia medica dall'orientamento nel tempo e spazio; gli accidenti, catastrofi e angoscia; parti del corpo umano; i sintomi, ferite e malattie; farmacia; istituzioni, procedure e cure di medicina ed esami medici, alla gravidanza ed ostetricia.

INTRODUCCIÓN

Este diccionario médico italiano-español proporciona de forma breve, clara y suficiente unos 3000 términos médicos que cubren orientación en el tiempo y espacio; accidentes y catástrofes; partes del cuerpo humano; síntomas, heridas y enfermedades; farmacia; facilidades médicas, procedimientos y asistencia médica; exámenes médicos; embarazo y obstetricia.

CONTENUTO - CONTENIDO

i	INTRODUZIONE - INTRODUCCIÓN	3
ii	CONTENUTO - CONTENIDO	4
iii	DIZIONARIO DI EMERGENZE MEDICHE / DICCIONARIO DE EMERGENCIAS MÉDICAS	5
1	NUMERI / NÚMEROS	7
2	ORIENTAMENTO NEL TEMPO / ORIENTACIÓN EN EL TIEMPO	7
3	ORIENTAMENTO NELLO SPAZIO / ORIENTACIÓN EN EL ESPACIO	7
4	GLI ACCIDENTI, CATASTROFI E ANGOSCIA / ACCIDENTES, CATÁSTROFES Y ANGUSTIA	7
5	PARTI DEL CORPO UMANO / PARTES DEL CUERPO HUMANO	9
6	I SINTOMI, FERITE E MALATTIE / SÍNTOMAS, HERIDAS Y ENFERMEDADES	13
7	FARMACIA / FARMACIA	37
8	ISTITUZIONI, PROCEDURE E CURE DI MEDICINA / FACILIDADES MÉDICAS, PROCEDIMIENTOS Y ASISTENCIA MÉDICA	40
9	ESAMI MEDICI / EXÁMENES MÉDICOS	44
10	GRAVIDANZA ED OSTETRICIA / EMBARAZO Y OBSTETRICIA	47

DIZIONARIO DI EMERGENZE MEDICHE
Italiano - Spagnolo

DICCIONARIO DE EMERGENCIAS MÉDICAS
Italiano - Español

NUMERI	NÚMEROS
Zero	Cero
Uno	Uno
Due	Dos
Tre	Tres
Quattro	Cuatro
Cinque	Cinco
Sei	Seis
Sette	Siete
Otto	Ocho
Nove	Nueve
Dieci	Diez
Undici	Once
Dodici	Doce
Tredici	Trece
Quattordici	Catorce
Quindici	Quince
Sedici	Dieciséis
Diciassette	Diecisiete
Diciotto	Dieciocho
Diciannove	Diecinueve
Venti	Veinte
Ventuno	Veintiuno
Ventidue	Veintidós
Trenta	Treinta
Quaranta	Cuarenta
Cinquanta	Cincuenta
Sessanta	Sesenta
Settanta	Setenta
Ottanta	Ochenta
Novanta	Noventa
Cento	Cien
Centouno	Ciento uno
Centoventitre	Ciento veintitrés
Duecento	Doscientos
Trecento	Trescientos
Quattrocento	Cuatrocientos
Cinquecento	Quinientos
Seicento	Seiscientos
Settecento	Setecientos
Ottocento	Ochocientos
Novecento	Novecientos
Mille	Mil
Duemila	Dos mil
Un milione	Millón
Un miliardo	Mil millones (miliarda)

ORIENTAMENTO NEL TEMPO	ORIENTACIÓN EN EL TIEMPO
Ieri	Ayer
Oggi	Hoy
Domani	Día de mañana
Anno	Año
Mese	Mes
Settimana	Semana
Giorno	Día
Ora	Hora
Minuto	Minuto
Secondo	Segundo
Mattina	Mañana
Pomeriggio	Tarde
Sera	Anochecer
Notte	Noche

ORIENTAMENTO NELLO SPAZIO	ORIENTACIÓN EN EL ESPACIO
Su	Arriba
In basso	Abajo
Sinistra	Izquierda
Destra	Derecha
Davanti	Enfrente
Dietro	Detrás
Dentro	Dentro
Fuori	Fuera

GLI ACCIDENTI, CATASTROFI E ANGOSCIA	ACCIDENTES, CATÁSTROFES Y ANGUSTIA
Accidente nucleare	Accidente nuclear
Acqua	Agua
Affondamento della nave	Hundimiento de un barco
"Aiuto!"	"¡Socorro!"
Allarme	Alarma
Annegamento	Ahogamiento
Annegato	Ahogado
Arma	Arma
Arma atomica	Arma atómica
Arma bianca	Arma blanca
Arma biologica	Arma biológica
Arma chimica	Arma química
Arma convenzionale	Arma convencional
Arma da fuoco	Arma de fuego
Arma di distruzione di massa	Armas de destrucción masiva
Arma nucleare	Arma nuclear
Arma nucleare strategica	Arma nuclear estratégica
Arma nucleare tattica	Arma nuclear táctica
Armi laser	Arma láser
Armi nucleari, biologiche e chimiche (NBC)	Armas atómicas, biológicas y químicas (ABQ)
Attacco dei pirati	Ataque de piratas
Attacco di squalo	Ataque de tiburón
Attacco fisico	Asalto físico
Attaco	Ataque
Attentato terroristico	Ataque terrorista
Banchisa (ghiaccio marino, banchiglia)	Banquisa (hielo marino)
Batterio	Bacteria
Boa di salvataggio	Boya salvavidas
Bomba	Bomba

Bomba al cobalto (bomba gamma, bomba G)	Bomba de cobalto
Bomba al neutrone (bomba N)	Bomba de neutrones (bomba N)
Bomba all'idrogeno (bomba H)	Bomba de hidrógeno (bomba H)
Bomba atomica (bomba A)	Bomba atómica (bomba A)
Bomba sporca	Bomba sucia
Bufera di neve (nevicata)	Nevasca (ventisca de nieve)
Cadutta (cascata)	Caída
Campo minato	Campo minero
Campo per rifugiati	Campamento para refugiados
Cane da ricerca e salvataggio	Perro de búsqueda y rescate
Cellula terroristica	Célula terrorista
Chiamata di aiuto	Llamada de socorro
Collisione	Colisión
Colpo (botta)	Golpe
Colpo di calore	Golpe de calor
Combattimento	Pelea
Cordone	Cuerda
Difesa civile	Protección civil
Elicottero	Helicóptero
Eliminazione di mine (sminamento)	Desminado (eliminación de minas)
Epidemia	Epidemia
Eruzione vulcanica	Erupción volcánica
Esplosione	Explosión
Esplosivo	Explosivo
Fiume	Río
Folgorazione (elettrocuzione)	Choque eléctrico
Fuoco	Fuego
Gas tossico	Gas tóxico
Ghiacciaio	Témpano de hielo
Ghiaccio	Hielo
Giubbotto di salvataggio	Chaleco salvavidas
Grotta	Cueva
Guerra	Guerra
Incaglio di nave	Encallamiento de barco
Incendio (fuoco)	Incendio (fuego)
Incidente aereo	Accidente de aviación
Incidente di traffico	Accidente de tráfico
Incidente stradale	Accidente automovilístico (siniestro de tráfico)
Incursione area	Ataque aéreo
Infortunio domestico	Accidente doméstico
Infortunio sul lavoro	Accidente laboral
Inondazione	Inundación
Inquinamento chimico	Polución química
Invasione	Invasión
Lago	Lago
Lava	Lava
Macerie (rovine)	Ruinas
Mare	Mar
Mina	Mina
Mina navale	Mina marina
Mina terrestre	Mina terrestre
Montagna	Montaña
Nave	Barco
Neurotossina	Neurotoxina
Neve	Nieve (zapada)
Omicidio (uccisione)	Homicidio (asesinato)
Onda di marea	Ola de marea
Ostaggio	Rehén
Pallottola	Bala
Pandemia	Pandemia
Paracadute	Paracaídas
Percossa dal fulmine	Trueno
Pirata	Pirata
Plutonio	Plutonio
Radiazione	Radiación
Rapimento	Secuestro
Rapina	Robo
Relitto	Buque naufragado
Ricerca	Búsqueda
Rifugiato	Refugiado
Rifugio	Abrigo
Roccia	Roca
Rompighiaccio	Rompehielos
Salvataggio	Salvamento
Salvataggio navale	Salvamento marítimo
Salvatore	Salvador (rescatador)
Schiavitù (prigionia)	Esclavitud
Scialuppa	Bote salvavidas
Scoria nucleare (scoria radioattiva)	Desechos nucleares
Segnale di allarme	Señal de alarma
Shrapnel	Metralla
SOS richiesta	Llamada de SOS
Squadra di ricerca e salvataggio	Equipo de búsqueda y rescate
Suicidio	Suicidio
Tempesta	Tormenta (tempestad)
Tempesta di sabbia	Tormenta de arena
Terra	Tierra
Terremoto	Terremoto
Terrorista	Terrorista
Test nucleare	Prueba nuclear (ensayo nuclear)
Tifone	Tifón
Traffico di esseri umani	Trata de personas
Tromba marina	Managa de agua (tromba marina)
Tsunami	Tsunami (maremoto)

Uragano	Huracán
Uranio	Uranio
Uranio arricchito	Uranio einriquecido
Valanga	Avalancha
Violenza sessuale	Violación
Virus	Virus
Vittima	Víctima

PARTI DEL CORPO UMANO
PARTES DEL CUERPO HUMANO

Acetilcolina	Acetilcolina
Acido	Ácido
desossiribonucleico (DNA)	desoxirribonucleico
Acido gastrico	Ácido gástrico
Acido ribonucleico (ARN)	Ácido ribonucleico (ARN)
Addome (ventre, pancia)	Abdomen (panza)
Adenoipofisi	Adenohipófisis
Adrenalina	Adrenalina
Agglutinine	Aglutinina
Agglutinogeno	Aglutinógeno
Albumina	Albúmina
Aldosterone	Aldosterona
Alveolo	Alvéolo
Amminoacido	Aminoácido
Ammoniaca	Amoníaco
Anello cartilagineo	Cartílago circoides
Ano	Ano
Anulare	Dedo anular
Aorta	Aorta
Aorta addominale	Aorta abdominal
Aorta toracica	Aorta torácica
Aponeurosi	Aponeurosis
Appendice vermiforme	Apéndice vermiforme (apéndice cecal, apéndice)
Aracnoide	Aracnoides
Arteria	Arteria
Arteria coronaria	Arteria coronaria
Arteria polmonare	Arteria pulmonar (tronco pulmonar, tronco de las pulmonares)
Arteriola	Arteriola
Articolazione	Articulación
Articolazione del gomito	Articulación del codo
Articolazione dell'anca	Articulación de la cadera
Articolazione della spalla	Articulación del hombro
Arto inferiore	Miembro inferior
Ascella	Sobaco (axila)
Astrocita	Astrocito
Atrio	Aurícula cardíaca (atrio)
Avambraccio	Antebrazo
Bacino	Pelvis
Barccio	Parte superior del brazo
Base del cranio	Base del cráneo
Bicipite femorale	Músculo bíceps crural
Bile	Bilis
Bilirubina	Bilirrubina
Bocca	Boca
Borsa sierosa	Bursa (bolsa sinovial)
Braccio	Brazo
Bronchiolo	Bronquiolo
Bronco	Bronquio
Bulbo (midollo allungato, encefalo)	Bulbo raquídeo (médula oblongada, miencéfalo)
Bulbo oculare	Globo ocular
Calcagno	Calcáneo
Calcitonina	Calcitonina
Canale di Schlemm	Canal de Schlemm
Canale naso-lacrimale	Conducto nasolagrimal
Canino	Canino (diente colmillo)
Capelli	Cabello
Capezzolo	Pezón
Capillare	Capilar
Capsula articolare	Cápsula articular
Carboidrato (glucide)	Carbohidrato
Carpo	Carpo
Cartilagine	Cartílago
Cartilagine articolare	Cartílago articular
Cassa del timpano	Cavidad timpánica
Catecolamina	Catecolamina
Caviglia	Tobillo
Cavità orale	Cavidad bucal (cavidad oral)
Cellula	Célula
Cemento	Cemento dental
Cerume	Cerumen (cerilla)
Cervelletto	Cerebelo
Cervello	Cerebro
Cheratina	Queratina
Ciglia	Pestaña
Cistifellea	Vesícula biliar
Clavicola	Clavícula
Clitoride	Clítoris
Coccige	Cóccix (coxis)
Coclea	Cóclea (caracol)
Coledoco	Vía biliar
Colesterolo	Colesterol
Collagene	Colágeno
Collo	Cuello
Colonna vertebrale	Columna vertebral
Corda vocale	Cuerda vocal
Cornea	Córnea
Coroide	Coroides
Corona del dente	Corona del dente

Corpo luteo	Cuerpo lúteo (cuerpo amarillo)
Corteccia cerebrale	Corteza cerebral
Corticosteroide	Corticosteroide
Corticosterone	Corticosterona
Corticotropina (ormone adrenocorticotropo)	Hormona adrenocorticotropa (corticotropina, corticotrofina)
Cortisolo	Cortisol (hidrocortisona)
Cortisone	Cortisona
Coscia	Muslo (región femoral)
Costola (costa)	Costilla
Cotile (acetabolo)	Acetábulo
Cranio	Calavera (cráneo)
Cristallino	Cristalino
Cuoio capelluto	Cuero cabelludo (capa capilar)
Cuore	Corazón
Dendrite	Dendrita
Dente	Diente
Dente da latte	Diente de leche
Dentina	Dentina
Diencefalo	Diencéfalo
Digiuno	Yeyuno
Disco intervertebrale	Disco intervertebral
Dito del piede	Dedo del pie
Dito della mano	Dedo de la mano
Dito indice	Dedo índice
Dito medio	Dedo corazón
Dotto eiaculatore	Conducto eyaculador
Duodeno	Duodeno
Dura madre (pachimeninge)	Duramadre
Elastina	Elastina
Elettrolita	Electrolito
Emoglobina	Hemoglobina
Eosinofilo	Eosinófilo
Epididimo	Epidídimo
Eritrocita (globulo rosso)	Eritrocito (glóbulo rojo)
Esofago	Esófago
Estradiolo	Estradiol
Estrogeno	Estrógeno
Falange	Falange
Faringe	Faringe
Fascia muscolare	Fascia profunda
Fascio di His	Haz de His
Fattore Rh negativo	Factor Rh negativo
Fattore Rh positivo	Factor Rh positivo
Feci	Excrementos (heces)
Fegato	Hígado
Femore	Fémur
Fibrina	Fibrina
Fibrinogeno	Fibrinógeno
Fibroblasto	Fibroblasto (célula fija)
Fluido corporale	Fluido corporal
Fosfolipide	Fosfolípido
Fronte	Frente
Gabbia toracica	Caja torácica
Gamba	Pierna
Gas	Gas
Gengiva	Encía
Ghiandola	Glándula
Ghiandola bulbouretrale (ghiandola di Cowper)	Glándula bulbouretral (glándula de Cowper)
Ghiandola di Bartolini	Glándula de Bartolino
Ghiandola lacrimale	Glándula lagrimal
Ghiandola pineale (epifisi)	Glándula pineal (epífisis)
Ghiandola salivare	Glándula salival
Ghiandola sebacea	Glándula sebácea
Ghiandola sudoripara	Glándula sudorípara
Ginocchio	Rodilla
Glande	Glande
Glicogeno	Glucógeno
Globulina	Globulina
Glomerulo	Glomérulo
Glucagone	Glucagón
Glucocorticoide	Glucocorticoide
Glucosio	Glucosa
Gola	Garganta
Gomito	Codo
Gonade	Gónada
Gonadotropina	Gonadotropina
Granulocita	Granulocito
Granulocita basofilo	Basófilo
Gruppo sanguigno	Grupo sanguíneo
Gruppo sanguigno A	Grupo sanguíneo A
Gruppo sanguigno AB	Grupo sanguíneo AB
Gruppo sanguigno B	Grupo sanguíneo B
Gruppo sanguigno 0	Grupo sanguíneo 0
Guancia	Mejilla (carrillo)
Ileo	Íleon
Imene	Himen
Immunoglobulina	Inmunoglobulina
Incisivo	Incisivo
Incudine	Yunque
Inguine	Ingle
Insulina	Insulina
Intestino	Intestin
Intestino crasso (colon)	Intestino grueso (colon)
Intestino tenue (piccolo intestino)	Intestino delgado
Ipòfisi (ghiandola pituitaria)	Hipófisis (glándula pituitaria)
Ipotalamo	Hipotálamo
Iride	Iris
Ischio	Isquión

Labbro	Labio
Lacrima	Lágrima
Laringe	Laringe
Legamento	Ligamento
Leucocita	Leucocito
Linfa	Linfa
Linfocita	Linfocito
Linfonodo	Ganglio linfático
Lingua	Lengua
Lipidi	Grasa
Liquido cefalorachidiano (liquor, liquido cerebrospinale)	Líquido cefalorraquídeo (líquido cerebrospinal)
Liquido extracellulare	Líquido intersticial (líquido tisular)
Liquido sinoviale (sinovia)	Líquido sinovial
Lombo	Espalda baja
Mammella	Mama
Mandibola	Mandíbula
Mano	Mano
Martello	Martillo (malleus)
Meato acustico esterno	Conducto auditivo externo
Melanina	Melanina
Melatonina	Melatonina
Membrana mucosa	Mucosa
Membrana sinoviale	Membrana sinovial
Meninge	Meninge
Menisco	Menisco
Mento	Barbilla (mentón)
Metacarpo	Metacarpo
Metatarso	Metatarso
Midollo cerebrale	Médula cerebral
Midollo osseo	Médula ósea
Midollo spinale	Médula espinal
Mignolo	Dedo meñique
Milza	Bazo
Mineralcorticoide	Mineralocorticoide
Miocardio	Miocardio
Molare	Molar
Monocita	Monocito
Muco	Moco
Mucosa gastrica	Mucosa estomacal
Muscolo	Músculo
Muscolo adduttore	Músculo aductor
Muscolo bicipite brachiale	Músculo bíceps braquial
Muscolo brachiale	Braquial anterior
Muscolo ciliare	Músculo ciliar
Muscolo deltoide	Músculo deltoides
Muscolo diaframma	Diafragma
Muscolo gluteo	Músculo glúteo
Muscolo grande pettorale	Músculo pectoral mayor
Muscolo intercostale	Músculo intercostal
Muscolo massetere	Músculo masetero
Musculo obliquo dell'addome	Músculo oblicuo del abdomen
Muscolo piccolo pettorale	Músculo pectoral menor
Muscolo quadricipite femorale	Músculo cuádriceps crural
Muscolo retto dell'addome	Músculo recto mayor del abdomen
Muscolo romboide	Músculo romboides
Muscolo sartorio	Músculo sartorio
Muscolo semimembranoso	Músculo semimembranoso
Muscolo semitendinoso	Músculo semitendinoso
Muscolo striato	Músculo estriado
Muscolo trapezio	Músculo trapecio
Muscolo tricipite del braccio	Músculo tríceps braquial
Muscolo tricipite della sura	Músculo tríceps sural
Narice	Narina
Naso	Nariz
Nervo	Nervio
Nervo cranico	Nervio craneal
Nervo ottico	Nervio óptico
Nervo spinale	Nervio espinal
Nervo vestibolococleare (nervo stato-acustico)	Nervio auditivo (nervio vestibulococlear, nervio estatoacústico)
Nodo atrioventricolare	Nódulo auriculoventricular
Noradrenalina	Noradrenalina
Nuca	Nuca
Occhio	Ojo
Ombelico	Ombligo (pupo)
Omero	Húmero
Orbita oculare	Órbita
Orecchio	Oído
Orecchio medio	Oído medio
Organo	Órgano
Ormone	Hormona
Ormone antidiuretico (vasopressina)	Hormona anidiurética (arginina vasopresina)
Ormone luteinizzante	Hormona luteinizante (lutropina)
Ormone melanotropo	Melanotropina
Ossitocina	Oxitocina
Osso	Hueso
Osso carpale	Hueso del carpo
Osso dell'anca	Hueso coxal
Osso etmoide	Hueso etmoides
Osso frontale	Hueso frontal
Osso iliaco	Ilion
Osso ioide	Hueso hioides
Osso lacrimale	Unguis (hueso lacrimal)

Osso mascellare	Hueso maxilar superior (maxila)
Osso metacarpale	Hueso del metacarpo
Osso metatarsale	Hueso del metatarso
Osso nasale	Hueso proprio de la nariz (hueso nasal)
Osso occipitale	Hueso occipital
Osso palatino	Hueso palatino
Osso parietale	Hueso parietal
Osso sesamoide	Hueso sesamoide
Osso sfenoide	Hueso esfenoides
Osso tarsale	Hueso del tarso
Osso temporale	Hueso temporal
Osso zigomatico	Hueso cigomático (malar)
Ovaia	Ovario
Padiglione auricolare	Pabellón auricular (aurícula)
Palato	Paladar
Palato duro (volta palatina)	Paladar óseo
Palato molle	Úvula
Palmo	Palma
Palpebra	Párpado
Pancreas	Páncreas
Papilla gustativa	Papila gustativa
Paratiroide	Glándula paratiroides
Paratormone (ormone paratiroideo)	Parathormona (hormona paratiroidea, paratirina)
Parete addominale	Pared abdominal
Pelle (cute)	Piel
Pelo	Pelo
Pene	Pene (falo)
Pericardio	Pericardio
Perineo	Periné (perineo)
Peritoneo	Peritoneo
Perone (fibula)	Peroné (fíbula)
Pia madre	Piamadre
Pianta del piede	Planta del pie
Piede	Pie
Plasma	Plasma sanguíneo
Pleura (pleure)	Pleura
Pleura parietale	Pleura parietal
Pleura viscerale	Pleura visceral
Pollice	Dedo pulgar (pólice)
Polmone	Pulmón
Polmoni	Pulmones
Polpa dentaria	Pulpa dentaria
Polpaccio	Pantorrilla
Polso	Muñeca
Pomo d'Adamo	Nuez de Adán
Poro	Poro
Premolare	Premolar
Prepuzio	Prepucio
Progesterone	Progesterona
Prostata	Próstata
Proteina	Proteína
Pube (osso pubico)	Pubis
Pupilla	Pupila
Radice del dente	Raíz del diente
Radio	Radio
Rene	Riñón
Rètina	Retina
Rotula (patella)	Rótula (patela)
Saliva	Saliva
Sangue	Sangre
Scapola (omoplata)	Omóplato (escápula)
Scheletro	Esqueleto
Scheletro della bocca	Quijada
Schiena (dorso)	Espalda
Schiena alto	Espalda superior
Sclera	Eclerótica
Sebo	Sebo cutáneo
Seno	Seno
Sfintere	Esfínter
Sigma (colon sigmoideo)	Colon sigmoide
Sinapsi (bottone sinaptico)	Sinapsis
Sistema nervoso parasimpatico	Sistema nervioso parasimpático
Sistema nervoso simpatico	Sistema nervioso simpático
Smalto	Esmalte dental
Somatotropina	Hormona de crecimiento somatotropa
Sopracciglio	Ceja
Spalla	Hombro
Sperma	Semen (esperma)
Spermatozoo	Espermatozoide
Staffa (columella)	Estribo
Sterno	Esternón
Stomaco	Estómago
Succo gastrico	Jugo gástrico
Succo intestinale	Jugo intestinal
Succo pancreatico	Jugo pancreático
Sudore	Sudor
Surrene	Glándula suprarrenal
Talamo	Tálamo
Tallone	Talón (calcañar)
Tarso	Tarso
Telencefalo (cervello)	Telencéfalo
Tempia	Sien
Tendine	Tendón
Tessuto	Tejido
Tessuto adiposo	Tejido graso (tejido adiposo)
Tessuto muscolare liscio	Músculo liso
Testa	Cabeza
Testicolo	Testículo
Testosterone	Testosterona
Tibia	Tibia
Timo	Timo
Timpano (membrana timpanica)	Tímpano
Tiroide	Tiroides

Tirotropina (ormone tireostimolante)	Tirotropina (TSH, hormona estimulante de la tiroides)
Tiroxina	Tiroxina (tetrayodotironina, T4)
Tonsille	Amígdala
Torace	Pecho
Trachea	Tráquea
Trigliceride	Triglicérido
Triiodotironina	Triiodotironina
Trombocita (piastrina)	Plaqueta (trombocito)
Tronco	Tronco
Tronco encefalico	Tronco del encéfalo
Tuba di Falloppio	Trompa de Falopio (tuba uterina, oviducto)
Ulna (cubito)	Cúbito (ulna)
Unghia	Uña
Uovo	Óvulo
Urea	Urea
Uretere	Uréter
Uretra	Uretra
Urina	Orina
Utero	Matriz (útero, seno materno)
Vagina	Vagina (colpos)
Valvola	Válvula
Valvola cardiaca	Válvula cardiaca (válvula de corazón)
Valvola mitrale (valvola bicuspide)	Válvula bicúspide (válvula mitral)
Valvola semilunare aortica	Válvula sigmoidea aórtica
Valvola tricuspide	Válvula tricúspide
Vaso linfatico	Vaso linfático
Vaso sanguigno	Vaso sanguíneo
Vena	Vena
Vena cava inferiore	Vena cava inferior
Vena cava superiore	Vena cava superior
Vena porta	Vena porta
Ventricolo	Ventrículo
Ventricolo cardiaco	Ventrículo cardíaco
Ventricolo cerebrale	Ventrículo cerebral
Venula	Vénula
Vertebra	Vértebra
Vertebra coccigea	Vértebra coccígea
Vertebra lombare	Vértebra lumbar
Vertebra sacrale	Vértebra sacra
Vertebra toracica	Vértebra torácica
Vertice della testa	Vértice craneal
Vescica urinaria	Vejiga urinaria
Vescicola seminale	Vesícula seminal
Vestibolo	Vestíbulo
Villo intestinale	Vellosidad intestinal
Viso	Cara (faz)
Vomere	Vómer
Vulva	Vulva

I SINTOMI, FERITE E MALATTIE	SÍNTOMAS, HERIDAS Y ENFERMEDADES
Abbassamento della pressione del sangue	Caída de la presión arterial
Abilità di muoversi	Capacidad de movimiento
Abitudine di mangiare le unghie (onicofagia)	Comerse las uñas (onicofagia)
Abrasione (escoriazione)	Abrasión (escoriación)
Abulia	Abulia
Acariasi	Acariasis
Acidosi	Acidosis
Acidosi metabolica	Acidosis metabólica
Acidosi renale tubulare	Acidosis tubular renal
Acloridria	Aclorhidria
Acne	Acné
Acne miliare	Milium (milia)
Acne volgare (acne)	Acné común (acne vulgaris)
Acondroplasia	Acondroplasia
Acrocianosi	Acrocianosis
Acrofobia (paura dei luoghi e levati)	Acrofobia (miedo a las alturas)
Acromegalia	Acromegalia
Actinomicosi	Actinomicosis
Addome acuto	Abdomen agudo
Adenocarcinoma	Adenocarcinoma
Adenoma	Adenoma
Adenoma epatocellulare	Adenoma hepático (adenoma hepatocelular)
Adenoma tubulare	Adenoma tubular
Adenopatia	Adenopatía
Adenosi sclerosante	Adenosis esclerosante
Affogamento	Ahogamiento
Afta (ulcera all'interno della cavità orale)	Afta (úlcera en la mucosa oral)
Agenesia (mancanza di un organo)	Agenesia (ausencia de un órgano)
Agenesia renale	Agenesia renal
Agranulocitosi	Agranulocitosis
Albinismo	Albinismo
Albuminuria	Albuminuria
Alcalosi	Alcalosis
Alcalosi respiratoria	Alcalosis respiratoria
Alcolismo	Alcoholismo
Algodistrofia	Algodistrofia
Allergia	Alergia
Allergia a farmaci	Alergia al medicamento

Allergia a pello di animali	Alergia al pelo de los animales
Allergia a polvere	Alergia al polvo
Allergia alimentare	Alergia a alimentos
Allergia alle piume	Alergia a las plumas
Allergia da poline	Alergia al polen
Alluce valgo	Bunión (hallux valgus)
Allucinazione	Alucinación
Alopecia	Alopecia
Alopecia areata	Alopecia areata
Alopecia universale	Alopecia areata universal
Alterazione della conoscenza	Cambios en la conciencia
Alterazioni dello stato psishico	Cambios psíquicos
Ambliopia	Ojo vago (ambliopía)
Amebiasi	Disentería amebiana (amebiasis)
Amiloidosi	Amiloidosis
Ammaccatura (ecchimosi)	Moretón (equimosis)
Amnesia	Amnesia
Amputazione	Amputación
Anafilassi	Choque anafiláctico
Analgesia	Analgesia
Anchilosi	Anquilosis
Anchilostomiasi	Anquilostomiasis
Androblastoma	Tumor de células de Sertoli-Leydig (arrenoblastoma)
Anemia	Anemia
Anemia aplastica	Anemia aplásica
Anemia da carenza di ferro	Anemia ferropénica
Anemia da malattia cronica	Anemia de enfermedades crónicas
Anemia drepanocitica	Anemia falciforme (anemia drepanocítica)
Anemia emolitica	Anemia hemolítica
Anemia ipocromica	Anemia hipocrómica
Anemia megaloblastica	Anemia megaloblástica
Anemia perniciosa	Anemia perniciosa
Anencefalia	Anencefalia
Aneurisma	Aneurisma
Aneurisma aortica	Aneurisma de aorta
Aneurisma arteriosa congenita alla base dell'encefalo	Aneurisma congénito arterial de la base del cerebro
Aneurisma cerebrale	Aneurisma cerebral
Aneurisma cerebrale sferica	Aneurisma cerebral arterial sacular
Aneurisma dell'aorta addominale	Aneurisma de aorta abdominal
Aneurisma dell'aorta toracica	Aneurisma de aorta torácica
Angina	Angina
Angina di Prinzmetal	Angina de Prinzmetal
Angina pectoris	Angina de pecho (angor, angor pectoris)
Angioedema (edema di Quincke, edema angioneurotico)	Angioedema (edema de Quincke)
Angioma	Angioma
Angioma a ragno	Angioma en araña (angioma aracnoideo)
Angiosarcoma	Angiosarcoma
Anisakidosi	Anisakiasis (anisakidosis)
Anomalia cerebrovascolare	Malformación arteriovenosa cerebral
Anomalia di sviluppo del sistema nervoso	Malformación del desarrollo cerebral
Anomalie di sviluppo	Anomalías del desarrollo
Anoressia	Anorexia
Anormale perdita di sangue durante il ciclo mestruale (menorragia)	Pérdida de sangre mayor durante la menstruación (menorragia)
Ansia (ansietà)	Ansiedad
Antrace	Carbunco (ántrax)
Antracosi	Antracosis
Anuria (produzione di urina < 100 ml nelle 24 ore)	Anuria (menos de 100ml de orina en 24h)
Aplasia	Aplasia
Apoplessia	Apoplejía (golpe apoplético)
Appendicite acuta	Apendicitis aguda
Appetito	Apetito
Aritmia	Arritmia
Aritmia cardiaca	Arritmia cardíaca
Arresto cardiaco	Paro cardiaco (parada cardiorrespiratoria)
Arteriosclerosi	Arteriosclerosis
Arterite temporale (arterite di Horton)	Arteritis de células gigantes (arteritis de la temporal)
Articolazione doloroso (artralgia)	Dolor en articulación (artralgia)
Artrite idiopatica giovanile	Artritis juvenil
Artrite psoriasica	Artritis psoriásica
Artrite reumatoide	Artritis reumatoide
Artrite settica	Artritis infecciosa (artritis séptica)
Artrite tubercolare	Artritis tuberculosa
Artrogriposi	Artrogriposis
Artropatia	Artropatía

Artropatia emofilica	Artropatía hemofílica
Artrosi	Artrosis
Artrosi al piede	Artrosis del pie
Artrosi della mano	Artrosis de mano
Artrosi di anca	Artrosis de cadera (coxartrosis)
Artrosi di caviglia	Artrosis de tobillo
Artrosi di ginocchio	Artrosis de rodilla (gonartrosis)
Artrosi glenoomerale	Artrosis del hombro
Artrosi di gomito	Artrosis de codo
Artrosi di polso	Artrosis de muñeca
Asbestosi	Asbestosis
Ascaridiasi	Ascaridiasis
Ascesso	Absceso
Ascesso anale	Absceso anal
Ascesso cerebrale	Absceso cerebral
Ascesso di Brodie	Absceso de Brodie
Ascesso epatico	Absceso hepático
Ascesso perianale	Absceso perianal
Ascesso perinefrico	Absceso perinéfrico
Ascesso peritonsillare	Absceso peritonsilar
Ascesso polmonare	Absceso pulmonar
Ascite	Ascitis
Asfissia	Asfixia
Asma	Asma
Aspergilloma (micetoma)	Aspergiloma (micetoma)
Aspergillosi	Aspergilosis
Assenza di mestruazioni (amenorrea)	Ausencia de la menstruación (amenorrea)
Assenza di respirazione (apnea)	Falta de respiración (apnea)
Astigmatismo	Astigmatismo
Astrocitoma	Astrocitoma
Atassia ereditaria	Ataxia de Friidreich (ataxia hereditaria)
Atelectasia polmonare	Atelectasia pulmonar
Aterosclerosi	Ateroesclerosis
Atetosi	Atetosis
Atonia muscolare	Atonía
Atresia anale	Atresia anal
Atresia biliare	Atresia biliar
Atresia duodenale	Atresia duodenal
Atresia esofagea	Atresia esofágica
Atresia intestinale	Atresia intestinal
Atrofia	Atrofia
Atrofia di Sudeck	Atrofia de Sudeck
Atrofia multi-sistemica	Atrofia multisistémica
Attaco di panico	Ataque de pánico
Aumentata emissione di urina (poliuria)	Gasto urinario excesivo (poliuria)
Aumento del ritmo respiratorio (tachipnea)	Respiración rápida (taquipnea)
Aumento del senso della sete (polidipsia)	Aumento anormal de la sed (polidipsia)
Aumento della distanza fra due parti del corpo (ipertelorismo)	Aumento de la separación de los organos (hipertelorismo)
Aumento della pelosità (ipertricosi)	Exceso de cabello (hipertricosis)
Aumento della sudorazione (iperidrosi)	Excesiva producción de sudor (hiperhidrosis)
Aumento di perdita di capelli	Aumento de la cáida del cabello
Aumento di volume del fegato (epatomegalia)	Aumento del tamaño del hígado (hepatomegalia)
Aumento incontrollato dell'appetito (polifagia)	Aumento anormal de la necesidad de comer (polifagia)
Aumento incontrollato di assunzione di cibo (iperfagia)	Ingestas descontroladas de alimentos (hiperfagia)
Autismo	Autismo
Autolesionismo	Autolesión (automutilación)
Aviofobia (paura di volare)	Aerofobia (miedo a volar)
Avitaminosi	Avitaminosis
Avvelenamento (intossicazione)	Envenenamiento (intoxicación)
Avvelenamento da alcali	Intoxicación por álcalis
Avvelenamento da alcool	Intoxicación por alcohol
Avvelenamento da amianto	Envenenamiento por asbesto
Avvelenamento da armi chimiche	Intoxicación por armas químicas
Avvelenamento da arsenico	Envenenamiento por arsénico
Avvelenamento da cadmio	Envenenamiento por cadmio
Avvelenamento da cianuro	Envenenamiento por cianuro
Avvelenamento da cibo	Intoxicación alimentaria
Avvelenamento da ferro	Intoxicación por hierro
Avvelenamento da funghi	Envenenamiento por setas
Avvelenamento da gas	Envenenamiento por gas
Avvelenamento da gas tossico	Intoxicación por armas gaseosas

Avvelenamento da insetticidi	Envenenamiento por insecticidas
Avvelenamento da litio	Intoxicación por litio
Avvelenamento da mercurio	Envenenamiento por mercurio
Avvelenamento da metanolo	Intoxicación por metanol
Avvelenamento da molluschi	Intoxicación por mariscos
Avvelenamento da monossido di carbonio	Intoxicación por monóxido de carbono
Avvelenamento da paracetamolo	Intoxicación por paracetamol
Avvelenamento da pesci	Intoxicación por pescado
Avvelenamento da piombo (saturnismo)	Envenenamiento por plomo
Avvelenamento da radiazione	Envenenamiento por radiación
Avvelenamento da salicilati	Intoxicación por salicilatos
Avvelenamento da tallio	Envenenamiento por talio
Barcollamento	Marcha arrastrando los pies
Barotrauma	Barotraumatismo (barotrauma)
Bartonellosi	Bartonelosis
Basalioma (carcinoma basocellulare)	Carcinoma de células basales (basilioma)
Basofilia	Basofilia
Bassa pressione arteriosa (ipotensione)	Presión sanguínea baja (hipotensión)
Bassa temperatura corporea (ipotermia)	Temperatura corporal baja (hipotermia)
Basso metabolismo basale	Metabolismo basal lento
Batteriemia	Bacteriemia (bacteremia)
Batteriuria	Bacteriuria
Bissinosi	Bisinosis (fiebre del lunes)
Blastoma	Blastoma
Blastomicosi	Blastomicosis
Blefarite	Blefaritis
Blocco atrioventricolare	Bloqueo auriculoventricular
Blocco di branca	Bloqueo de rama
Blocco trifascicolare	Bloqueo trifascicular
Borborigmo	Sonidos de tripas (borborigmo)
Borreliosi	Borreliosis
Botulismo	Botulismo
Brachialgia	Síndrome braquial
Brivido	Escalofrío (tiritón)
Bronchiectasia	Bronquiectasia
Bronchite cronica	Enfermedad pulmonar obstructiva crónica
Broncopolmonite	Neumonía bronquial
Broncospasmo	Broncoespasmo
Brucellosi	Brucelosis
Bruciore di stomaco (pirosi)	Ardor de estómago (acidez, pirosis)
Bruciore urinario	Ardor al orinar
Bulimia	Bulimia
Cachessia	Caquexia
Calazio	Orzuelo
Calcificazione	Calcificación
Calcolo biliare	Cálculo biliar (litiasis biliar)
Calcolo ureterale	Cálculo en el uréter (ureterolitiasis)
Calcolo urinario (urolitiasi)	Cálculo en el tracto urinario (urolitiasis)
Calcolosi renale (nefrolitiasi)	Piedra en el riñón (cálculo renal, litiasis renal)
Calicosi	Calicosis
Callo (vescica, bolla)	Ampolla (callo)
Callosità (callo)	Callosidad (callo)
Cambiamenti della mucosa	Cambios en la membrana mucosa
Cambiamenti della sensazione tattile	Cambios en la sensibilidad táctil
Cambiamenti delle sensazoni olfattive	Cambios en la sensibilidad olfatoria
Cambiamenti di nevi	Cambios en los lunares
Cambiamenti di personalità	Cambios de personalidad
Cambiamenti nell'appetito	Cambios en el apetito
Cambiamenti nella forma delle ossa	Cambios en la forma de los huesos
Cambiamenti nelle sensazioni del gusto	Cambios en la sensación de sabores
Cambiamento d'umore	Oscilaciones del humor
Cambiamento di colore della pelle	Cambios en el color de la piel
Cambiamento di voce	Cambios en la voz
Cancrena	Gangrena
Cancro della cervice uterina	Cáncer del cuello uterino (cáncer cervical)
Cancro della mammella	Cáncer de mama
Cancro della prostata	Cáncer de próstata
Cancro dello stomaco (cancro gastrico)	Cáncer de estómago (cáncer gástrico)
Candidosi (candidiasi)	Candidiasis
Capezzolo invertito	Pezón invertido

Capogiro (vertigine)	Vértigo
Capsulite adesiva	Capsulitis adhesiva del hombro
Carbonchio (pustola)	Ántrax (carbunco)
Carcinoide	Carcinoide
Carcinoide bronchiale	Carcinoide bronquial
Carcinoma	Carcinoma
Carcinoma a cellule renali	Carcinoma de células renales
Carcinoma a cellule squamose	Carcinoma de células escamosas
Carcinoma anaplastico	Carcinoma anaplásico
Carcinoma bronchiale	Carcinoma bronquial
Carcinoma della cervice uterina	Carcinoma del cuello uterino
Carcinoma della prostata	Carcinoma de próstata
Carcinoma embrionale	Carcinoma embrional
Carcinoma endometriale	Carcinoma de endometrio
Carcinoma epatocellulare	Carcinoma hepatocelular
Carcinoma epiteliale	Carcinoma epitelial
Carcinoma gastrico	Carcinoma gástrico
Carcinoma mammario	Carcinoma de mama
Carcinoma midollare	Carcinoma medular
Carcinoma papillare	Carcinoma papilar
Carcinoma transizionale	Carcinoma de células transicionales
Carcinosi (carcinomatosi, cancerosi)	Carcinosis
Carcinosi pericardiale	Carcinosis pericárdica
Carcinosi peritoneale	Carcinosis peritoneal
Carcinosi pleurica	Carcinosis pleural
Cardiomiopatia	Miocardiopatía
Cardiomiopatia dilatativa	Miocardiopatía dilatada
Cardiomiopatia ipertrofica	Miocardiopatía hipertrófica
Cardiomiopatia restrittiva	Cardiomiopatía restrictiva
Cardiomiopatia tossica	Cardiotoxicidad
Cardiopalmo (palpitazione)	Palpitación
Cardiopatia congenita	Cardiopatía congénita
Cardiopatia reumatica	Cardiopatía reumática
Carenza di estrogeno	Deficiencia de estrógenos
Carenza di fattore di coagulazione	Deficiencia de factor de coagulación
Carenza di vitamine	Carencia de vitamina
Carenza di vitamina A	Carencia de vitamina A
Carenza di vitamina B1	Carencia de vitamina B1
Carenza di vitamina B2	Carencia de vitamina B2
Carenza di vitamina B3	Carencia de vitamina B3
Carenza di vitamina B12	Carencia de vitamina B12
Carenza di vitamina C	Carencia de vitamina C
Carenza di vitamina D	Carencia de vitamina D
Carenza di vitamina K	Carencia de vitamina K
Carie dentaria	Caries
Catalessia	Catalepsia
Cataplessia	Cataplexia (cataplejía)
Cataratta	Catarata
Catarro	Catarro
Cecità	Ceguera
Cecità notturna (nictalopia)	Ceguera nocturna (nictalopia)
Cefalea a grappolo	Cefalea en racimos
Cefalea di tipo tensivo	Cefalea tensional
Cefalea post-traumatica	Cefalea postraumática
Cefalocèle	Cefalocele
Celiachia (malattia caliaca)	Celiaquía (enfermedad celíaca)
Cellulite	Celulitis
Cellulite orbitale	Celulitis orbital
Cercaria	Cercaria
Cheloide	Queloide
Cheratosi	Keratosis
Cheratosi seborroica	Queratosis seborreica
Cheratosi solare	Queratosis actínica
Chetoacidosi diabetica	Cetoacidosis diabética
Chikungunya	Chikungunya
Chilotorace	Quilotórax
Cianosi	Cianosis
Cicatrice (sfregio)	Cicatriz
Cifoscoliosi	Cifoescoliosis
Cifosi	Cifosis
Cirrosi	Cirrosis hepática
Cirrosi alcolica	Cirrosis alcohólica
Cirrosi biliare	Cirrosis biliar
Cirrosi criptogenica	Cirrosis criptogénica
Cirrosi post-necrotica	Cirrosis postnecrótica
Cistadenocarcinoma	Cistadenocarcinoma

Cistadenofibroma	Cistadenofibroma
Cistadenoma	Cistadenoma
Cisti (ciste)	Quiste
Cisti del dotto tiroglosso	Quiste tirogloso
Cisti dermoide	Quiste dermoide
Cisti ovarica	Quiste ovárico
Cisti pancreatica	Quiste de páncreas
Cisti pilonidale	Quiste pilonidal
Cisti renale	Quiste de riñón
Cisti sebacea	Quiste sebáceo
Cisti tiroidea	Quiste de tiroides
Cisticercosi	Cisticercosis
Cistoma	Cistoma
Claudicatio intermittens	Claudicación intermitente
Claustrofobia (paura di luoghi chiusi)	Claustrofobia (miedo a los espacios cerrados)
Cleptomania	Cleptomanía
Clonorchiasi	Clonorquiasis (clonorquiosis)
Coagulazione intravascolare disseminata	Coagulación intravascular diseminada
Coartazione dell'aorta	Coartación de la aorta
Coccidiomicosi	Coccidioidomicosis
Coccigodinia	Coccigodinia (dolor de coxis)
Colangiocarcinoma (carcinoma colangiocellulare)	Carcinoma de las vías biliares (colangiocarcinoma)
Colera	Cólera
Colica	Cólico
Colica addominale	Cólico abdominal
Colica biliare	Cólico biliar
Colica renale	Cólico nefrítico (cólico renal)
Coliche del neonato	Cólico del recién nacido
Collaso circolatorio (shock)	Choque (shock)
Collasso	Colapso
Colon trasverso	Colon transverso
Colpo apoplettico	Derrame cerebral (accidente cerebrovascular)
Coma	Coma
Coma diabetico	Coma diabético
Commozione cerebrale	Conmoción cerebral
Compressione cerebrale	Compresión cerebral
Compressone del nervo	Compresión del nérvio
Condiloma	Verruga genital (condiloma acuminata)
Condroblastoma	Condroblastoma
Condroma	Condroma
Condrosarcoma	Condrosarcoma
Confusione (disordine)	Confusión
Congelamento	Congelamiento
Congestione nasale	Congestión nasal
Congestione polmonare	Congestión pulmonar
Congiuntivite allergica	Conjuntivitis alérgica
Congiuntivite batterica	Conjuntivitis bacteriana
Congiuntivite irritativa da agenti chimici	Conjuntivitis química
Congiuntivite irritativa da corpi estranei	Conjuntivitis por cuerpo extraño
Congiuntivite virale	Conjuntivitis viral
Consistenza acquosa delle feci	Heces acuosas
Contrattura	Contractura
Contrattura articolare	Contractura articular
Contrattura ischemica di Volkmann	Contractura isquémica de Volkmann
Contrattura muscolare	Contractura muscular
Contusione	Contusión
Contusione cerebrale	Contusión cerebral
Convulsioni	Convulsiones
Convulsioni febbrili	Convulsiones febriles
Coprolalìa	Expresión vocal involuntaria de obscenidades (coprolalia)
Coreoatetosi	Coreoatetosis
Coriocarcinoma	Coriocarcinoma
Coriomeningite linfocitaria	Coriomeningitis linfocítica
Coronaropatia	Enfermedad coronaria
Corpo estraneo nel naso	Cuerpo extraño en la nariz
Corpo estraneo nell'orecchio	Cuerpo extraño en el oído
Costa cervicale	Costilla cervical
Crampo notturno alle gambe	Calambres nocturnos en las piernas
Crepitazione	Crepitación
Criptococcosi	Criptococcosis
Criptorchidismo	Criptorquidismo
Crisi d'astinenza	Síndrome de abstinencia
Crisi tonico-clonica	Crisis tónico-clónica
Cromomicosi (cromoblastomicosi)	Cromomicosis (cromoblastomicosis)
Crosta (escara)	Costra
Croup (laringite acuta ostruttiva)	Crup (laringotraqueo-bronquitis)

Cuore dell'atleta (ipertrofia cardiaca da sport)	Corazón de atleta (hipertrofia del corazón del deportista)
Cuore polmonare	Enfermedad cardíaca pulmonar (cor pulmonale)
Cuore polmonare acuto	Cor pulmonale agudo
Cupololitiasi (canalolitiasi)	Vértigo posicional paroxístico benigno
Daltonismo	Daltonismo
Debolezza	Debilidad
Decompensazione cardiaca	Descompensación cardíaca
Deformità di Madelung	Deformidad de Madelung
Deformità di Sprengel	Deformidad de Sprengel
Degenerazione della retina	Degeneración retinal
Degenerazione maculare	Degeneración macular
Degenerazione spinale	Deformidad vertebral
Deglutizione dolorosa (odinofagia)	Dolor al tragar (odinofagia)
Delirio	Delirio
Demenza	Demencia
Demineralizzazione	Desmineralización
Dengue	Dengue
Dente guasto	Diente podrido
Depressione	Depresión
Dermatite allergica	Dermatitis alérgica de contacto
Dermatite da contatto	Dermatitis de contacto
Dermatite erpetiforme di Duhring	Dermatitis herpetiforme (enfermedad de Duhring)
Dermatite irritativo da contatto	Dermatitis irritante de contacto
Dermatite nummulare	Dermatitis numular
Dermatite seborroica infantile	Dermatitis seborreica infantil
Dermatomicosi	Dermatomicosis
Dermatomiosite	Dermatomiositis
Deviazione del setto nasale	Desviación del tabique nasal
Diabete	Diabetes
Diabete insipido	Diabetes insípida
Diabete mellito	Diabetes mellitus (diabetes sacarina)
Diabete mellito di tipo 1	Diabetes mellitus tipo 1
Diabete mellito di tipo 2	Diabetes mellitus tipo 2
Diarrea	Diarrea
Difetto cardiaco congenito	Malformación cardiaca congénita
Difetto del piede	Deformidad del pie
Difetto del setto interatriale	Comunicación interauricular
Difetto del setto ventricolare	Comunicación interventricular
Difficoltà a defecare (tenesmo)	Dificultad para la defecación (tenesmo rectal)
Difficoltà a deglutire (disfagia)	Dificultad para tragar (disfagia)
Difterite	Difteria
Dilatazione gastrica acuta	Dilatación aguda del estómago
Dimagramento	Pérdida de peso
Diminuita escrezione urinaria (oliguria)	Disminución de producción de orina (oliguria)
Dipendenza	Adicción (dependencia)
Dipendenza sessuale	Adicción sexual
Discartrosi (discopatia degenerativa)	Discartrosis
Discondroplasia	Discondroplasia
Diseguaglianza del diametro delle pupille (anisocoria)	Asimetría del tamaño de las pupilas (anisocoria)
Disgenesia gonadica	Disgénesis testicular
Disgerminoma	Disgerminoma
Disidratazione	Deshidratación
Disidrosi	Eczema dishidrótico
Dislessia	Dislexia
Dislocazione dei frammenti	Dislocación de los fragmentos
Disordine della differenziazione sessuale	Trastorno de la diferenciación sexual
Disordine del movimento	Trastorno de movimiento
Disorientamento	Desorientación
Dispepsia	Dispepsia (indigestión)
Displasia cervicale	Displasia del cuello uterino
Displasia fibrosa	Displasia fibrosa
Displasia ventricolare destra aritmogena	Displasia arritmogénica ventricular derecha
Dispnea parossistica notturna	Disnea paroxística nocturna
Dissecazione aortica	Disección aórtica
Dissenteria	Disentería
Distacco di retina	Desprendimiento de retina
Distonia	Distonía
Distorsione	Distorsión articular
Distorsione alla caviglia	Distorsión del tobillo
Distrofia	Distrofia

Distrofia di Duchenne	Distrofia muscular de Duchenne
Distrofia muscolare	Distrofia muscular
Distrofia muscolare progressiva	Distrofia muscular progresiva
Disturbi mestruali	Trastorno menstrual
Disturbo borderline di personalità	Trastorno límite de la personalidad
Disturbo del comportamento alimentare	Trastorno alimentario
Disturbo del linguaggio verbale (afasia)	Trastorno del lenguaje (disfasia)
Disturbo del sonno	Trastorno del sueño
Disturbo dell'equilibrio	Trastorno del equilibrio
Disturbo dell'udito	Trastorno de la audición
Disturbo dell'umore	Trastorno del comportamiento
Disturbo della concentrazione	Trastorno por déficit de atención
Disturbo della coordinazione muscolare (atassia)	Descoordinación en el movimientos musculares (ataxia)
Disturbo della minzione	Trastorno de la micción
Disturbo della vista	Trastorno de la visión
Disturbo di apprendimento	Dificultad del aprendizaje
Disturbo di personalità	Trastorno de personalidad
Disturbo post traumatico da stress	Trastorno por estrés postraumático
Dita ippocratiche (dita a bacchetta di tamburo)	Acropaquia (hipocratismo digital)
Diverticolite	Diverticulitis
Diverticolo	Divertículo
Diverticolo del colon	Divertículo del colon
Diverticolo di Meckel	Divertículo de Meckel
Diverticolo duodenale	Divertículo duodenal
Diverticolosi	Enfermedad diverticular
Dolore	Dolor
Dolore acuto	Dolor agudo
Dolore addominale	Dolor abdominal
Dolore al seno (mastalgia)	Dolor en la mama (mastalgia)
Dolore auricolare (otalgia)	Dolor en oido (otalgia)
Dolore cronico	Dolor crónico
Dolore durante rapporto sessuale (dispareunia)	Relación sexual dolorosa (coitalgia, dispareunia)
Dolore fantomatico	Dolor del miembro fantasma
Dolore muscolare (mialgia)	Dolor muscular (mialgia)
Dolore ottuso	Dolor sordo
Dolore ovulatorio (mittelschmerz)	Ovulación dolorosa
Dolore pulsante	Dolor pulsante
Dolore pungente	Dolor tipo punzada
Dolore tagliente	Dolor afilado
Dolore toracico	Dolor torácico
Dotto arterioso di Botallo	Ductus arteriosus (conducto arterioso de Botal)
Dotto arterioso persistente (ductus arteriosus persistente)	Ductus arterioso persistente (conducto arterioso persistente)
Dracunculiasi	Dracunculiasis
Ebola	Fiebre hemorrágica viral de Ébola
Eccessiva crescita della lingua (macroglossia)	Lengua más grande de lo normal (macroglosia)
Eccesso di colesterolo nel sangue (ipercolesterolemia)	Colesterol elevado de la sangre (hipercolesterolemia)
Eccesso di glucosio nel sangue (iperglicemia)	Cantidad excesiva de glucosa en la sangre (hiperglucemia, hiperglicemia)
Echinococcosi (idatidosi)	Hidatidosis (equinococosis)
Echinococcosi epatica	Hidatidosis hepática
Echinococcosi polmonare	Hidatidosis pulmonar
Ecolalia	Ecolalia
Ecoprassia (imitazione spontanea di movimenti osservati)	Ecopraxia (repetición de los movimientos de otra persona)
Eczema	Eccema (eczema)
Edema	Edema (hidropesia)
Edema cerebrale	Edema cerebral
Edema diffuso (anasarca)	Anasarca
Edema polmonare	Edema pulmonar
Edema posturale	Edema postural
Eiaculazione precoce	Eyaculación precoz
Elefantiasi	Elefantiasis
Elettrosensibilità	Hipersensibilidad electromagnética
Elevata pressione intracranica	Hipertensión intracraneal
Emangioendotelioma	Hemangioendotelioma
Emangioma	Hemangioma
Emangioma capillare	Hemangioma capilar (marca de fresa)

Emangioma cavernoso	Hemangioma cavernoso
Emartro	Sangrado interno de las articulaciones (hemartrosis)
Ematoma	Hematoma
Ematoma cerebrale	Hematoma intracerebral
Ematoma epidurale	Hematoma epidural
Ematoma subdurale	Hematoma subdural
Ematuria	Sangre en la orina (hematuria)
Embolia adiposa	Embolismo graso
Embolia dell'arteria	Embolia arterial
Embolia gassosa	Embolia gaseosa
Embolia polmonare	Embolia pulmonar
Embolismo (embolia)	Embolia
Emeralopia	Falta de visión en luz brillante (hemeralopia)
Emesi emorragica (ematemesi)	Vómito de sangre (hematemesis)
Emicrania	Migraña (jaqueca)
Emicrania cronica parossistica	Hemicránea crónica paroxismal
Emissione di urine con difficoltà (disuria)	Dificultad al orinar (disuria)
Emivertebra	Hemivértebra
Emocromatosi	Hemocromatosis
Emofilia	Hemofilia
Emopneumotorace	Hemoneumotórax
Emorragia	Desangramiento (hemorragia)
Emorragia arteriosa	Hemorragia arterial
Emorragia cerebrale	Hemorragia intracerebral
Emorragia epidurale	Hemorragia epidural
Emorragia esterna	Sangrado externo (hemorragia externa)
Emorragia interna	Sangrado interno (hemorragia interna)
Emorragia subaracnoidea	Hemorragia subaracnoidea
Emorragia subdurale	Hemorragia subdural
Emorragia venosa	Sangrado venoso (hemorragia venosa)
Emorroidi	Hemorroides
Emosiderosi	Hemosiderosis
Emotorace	Hemotórax
Empiema	Empiema
Encefalite trasmessa da zecche	Meningoencefalitis de garrapata
Encefalocele	Encefalocele
Encefalopatia	Encefalopatía
Encondroma	Encondroma
Enconpresi	Encopresis
Endocardite batterica	Endocarditis bacteriana
Endometriosi	Endometriosis
Enfisema	Enfisema
Enfisema sottocutaneo	Enfisema subcutáneo
Entesopatia	Entesopatía
Eosinofilia	Eosinofilia
Epatite virale	Hepatitis viral
Epatite virale A	Hepatitis A
Epatite virale B	Hepatitis B
Epatite virale C	Hepatitis C
Epatite virale D	Hepatitis D
Epatite virale E	Hepatitis E
Ependimoma	Ependimoma
Epifisiolisi della testa femorale	Epifisario de la cabeza femoral (epifisiolisis capitis femoris)
Epilessia	Epilepsia
Epispadia	Epispadia
Epistassi (rinorragia)	Pérdida de sangre por la nariz (epistaxis)
Erezione persistente dolorosa (priapismo)	Erección sostenida y dolorosa (priapismo)
Erisipela	Erisipela
Erisipeloide	Erisipeloide
Eritema	Enrojecimiento de la piel (eritema)
Eritema infettivo (quinta malattia)	Eritema infeccioso (quinta enfermedad)
Eritroblastosi fetale (malattia emolitica del neonato)	Enfermedad hemolítica del recién nacido (incompatibilidad Rh)
Eritromelalgia	Eritromelalgia
Eritroplachia (eritroplasia)	Eritroplasia
Eritroplasia di Queyrat	Eritroplasia de Queyrat
Ermafroditismo	Hermafroditismo
Ernia	Hernia
Ernia del disco	Hernia discal
Ernia diaframmatica	Hernia diafragmática
Ernia esterna addominale	Hernia de la pared abdominal
Ernia iatale	Hernia de hiato
Ernia inguinale	Hernia inguinal
Ernia ombelicale	Hernia umbilical
Erosione cervicale	Erosión cervical
Erpangina (faringite vescicolare)	Herpangina
Eruttazione	Eructo
Esantema	Exantema
Esasperazione (irritazione)	Exasperación
Esoftalmo	Exoftalmos

Esostosi	Exostosis
Esostosi multipla ereditaria	Exostosis múltiple hereditaria
Espettorazione di sangue (emottisi)	Expectoración de sangre (hemoptisis)
Esposizione alle radiazioni ionizzanti	Exposición a las radiaciones ionizantes
Fame	Hambre
Fame d'aria (dispnea, respirazione difficoltosa)	Falta de aire (disnea)
Faringite streptococcica	Faringitis por estreptococo
Fasciosi plantare	Fascitis plantar
Fascite necrotizzante	Fascitis necrotizante
Febbre	Fiebre
Febbre da fieno	Pulmón de granjero
Febbre da inalazione di fumi metallici	Fiebre de los vapores metálicos
Febbre da morso di ratto	Fiebre por mordedura de rata
Febbre da pappataci (febbre da Flebotomi)	Fiebre pappataci
Febbre da zecca del Colorado	Fiebre del Colorado por garrapatas (fiebre de montaña americana por garrapatas)
Febbre del Nilo occidentale	Fiebre del Nilo Occidental
Febbre della Rift Valley	Fiebre de Rift Valley
Febbre di Lassa	Fiebre de Lassa
Febbre di Oroya	Fiebre de la Oroya (enfermedad de Carrión, verruga peruana)
Febbre emorragica	Fiebre hemorrágica viral
Febbre emorragica con sindrome renale (febbre emorragica coreana)	Fiebre hemorrágica con síndrome renal (fiebre hemorrágica coreana)
Febbre emorragica Crimean-Congo	Fiebre hemorrágica de Crimea-Congo
Febbre emorragica di Marburg	Fiebre hemorrágica de Marburgo
Febbre gialla	Fiebre amarilla
Febbre mediterranea familiare	Fiebre mediterránea familiar
Febbre paratifoide	Fiebre paratifoidea
Febbre Q	Fiebre Q
Febbre reumatica	Fiebre reumática
Febbre ricorrente	Fiebre reincidente
Febbre tifoide (tifo)	Fiebre tifoidea (fiebre entérica)
Febbre Zika	Fiebre del Zika
Feci di colore rosso	Heces de color rojo
Feci di colore verde	Heces verdes
Feci gialle	Heces amarillas
Feci picee (melena)	Heces negras (melena)
Fenilchetonuria	Fenilcetonuria
Fenomeno di Bell	Fenómeno de Bell
Feocromocitoma	Feocromocitoma
Ferita	Herida
Ferita chimica	Lesiones químicas
Ferita da arma da fuoco	Herida de bala
Ferita da morso	Herida por mordedura
Ferita da punta	Estocada
Ferita da taglio	Herida por corte
Ferita esplosiva	Lesión por explosión
Ferita termica	Herida térmica
Ferite provocate da esplosioni termonucleari	Lesiones por una explosión termonuclear
Fibrillazione atriale	Fibrilación auricular
Fibrillazione ventricolare	Fibrilación ventricular
Fibroadenoma	Fibroadenoma
Fibroelastosi endocardica	Fibroelastosis endocardial
Fibroistiocitoma benigno	Histiocitoma fibroso
Fibroma	Fibroma
Fibroma condromixoide	Fibroma condromixoide
Fibromialgia	Fibromialgia
Fibrosarcoma	Fibrosarcoma
Fibrosi	Fibrosis
Fibrosi cistica	Fibrosis quística (mucoviscidosis)
Fibrosi polmonare idiopatica	Fibrosis pulmonar idiopática
Fibrosi retroperitoneale	Fibrosis retroperitoneal
Fibrosi tendinea	Fibrositis de tendón
Fibrosite di mano	Fibrositis de la mano
Fibrosite muscolare	Fibrositis (reumatismo muscular)
Filariasi	Filariasis
Fimosi	Fimosis
Fissura anale	Fisura anal
Fistola	Fístula
Fistola anale	Fístula anal
Fistola broncopleurica	Fístula broncopleural
Flebotrombosi	Flebotrombosis
Flemmone	Flegmón
Flusso di sangue nella tuba di Falloppio	Colección de sangre en la trompa de Falopio (hematosalpinx)
Fobia	Fobia

Folgorazione (elettrocuzione)	Lesiones por corriente eléctrica
Follicolite	Foliculitis
Follicoloma	Tumor de células de la granulosa (tumor de teca-granulosa)
Forfora	Caspa
Foruncolo	Forúnculo (furúnculo)
Fotofobia	Fotofobia (intolerancia a la luz)
Framboesia	Pian (frambesia)
Frattura	Fractura de hueso
Frattura a legno verde	Fractura en rama verde
Frattura a spirale	Fractura espiral
Frattura aperta (frattura esposta)	Fractura abierta
Frattura comminuta	Fractura cominuta
Frattura con dislocazione	Fractura-dislocación
Frattura da stress	Fractura por estrés
Frattura da stress della tibia	Fractura por estrés de la tibia
Frattura del bacino	Fractura de pelvis
Frattura del calcagno	Fractura del calcáneo
Frattura del capitello radiale	Fractura de la cabeza del radio
Frattura del collo del femore	Fractura de cuello del fémur
Frattura del collo dell'omero	Fractura de cuello del húmero
Frattura del corpo vertebrale	Fractura de cuerpo vertebral
Frattura del femore	Fractura de fémur
Frattura del metatarso	Fractura de metatarso
Frattura del radio	Fractura del radio
Frattura del terzo distale di tibia e perone	Fractura supramaleolar de tibia y peroné
Frattura dell'alluce	Fractura de los huesos del dedo gordo del pie
Frattura dell'epicondilo omerale	Fractura de epicóndilo humeral
Frattura dell'olecrano	Fractura de olécranon
Frattura dell'omero	Fractura del húmero
Frattura dell'osso navicolare	Fractura de escafoides (fractura navicular)
Frattura dell'ulna	Fractura de cúbito
Frattura della base del cranio	Fractura de la base del cráneo
Frattura della caviglia	Fractura de tobillo
Frattura della clavicola	Fractura de clavícula
Frattura della costola	Fractura de costilla
Frattura della diafisi femorale	Fractura de la diáfisis del fémur
Frattura della falange del dito	Fractura de falange del dedo
Frattura della fibula	Fractura del peroné
Frattura della mascella e/o della mandibola	Fractura de maxilar y/o mandíbula
Frattura della rotula	Fractura de la rótula
Frattura della scapola	Fractura de escápula
Frattura della tibia	Fractura de tibia
Frattura di Pouteau-Colles (frattura delle metafisi radiali distali)	Fractura distal del radio
Frattura di radio e ulna	Fractura de radio y cúbito
Frattura di tibia e perone	Fractura de tibia y peroné
Frattura diafisaria dell'omero	Fractura diafisaria del húmero
Frattura incompleta (infrazione)	Fractura incompleta
Frattura obliqua	Fractura obliqua
Frattura ripetuta	Fractura repetida
Frattura semplice	Fractura simple
Frattura sovracondiloidea del femore	Fractura supracondilar del fémur
Frattura sovracondiloidea di omero	Fractura supracondilar del húmero
Frattura trasversale	Fractura transversal
Fratture spontanee	Fracturas espontáneas
Frigidità	Frigidez
Fuoriuscita (scolo)	Flujo (descarga, secreción)
Fuoriuscita di sangue dall'orecchio (otorragia)	Hemorragia de oído (otorragia)
Fuoriuscita vaginale	Flujo vaginal
Fusione di vertebre cervicali (Sindrome di Klippel Feil)	Fusión congenita de vértebras cervicales (síndrome de Klippel-Feil)
Galattorrea	Galactorrea
Gangrena di Fournier	Gangrena de Fournier
Gangrena secca	Gangrena seca
Gangrena umida	Gangrena húmeda
Gangrene gassosa	Gangrena gaseosa
Gastralgia	Dolor epigástrico
Gastroenterite	Gastroenteritis
Giardiasi (lambliasi)	Giardiasis (lambliasis)

Gibbo (gobba, gibbosità)	Joroba
Gigantismo	Gigantismo
Ginecomastia	Ginecomastia
Ginocchio del nuotatore a rana (stiramento cronico del legamento mediale)	Rodilla de nadador de pecho (bursitis de la pata de ganso)
Ginocchio valgo	Genu valgo
Ginocchio varo (genu varum)	Genu varum
Giocco d'azzardo patologico	Adicción a jugar (ludopatía, ludomanía)
Glaucoma	Glaucoma
Glicosuria (mellituria)	Azúcar en orina (glucosuria)
Glioblastoma	Glioblastoma
Glioma	Glioma
Gliosi	Gliosis
Glomangioma (paraganglioma)	Tumor glómico (glomangioma)
Glomerulonefrite	Glomerulonefritis
Gomito del tennista (epicondilite)	Codo del tenista (epicondilitis lateral)
Gonadoblastoma	Gonadoblastoma
Gonfiezza e venti (flatulenza)	Hinchazón y gases (flatulencia, ventosidad)
Gonfiore	Hinchazón
Gonorrea (blenorragia)	Gonorrea (blenorragia, blenorrea)
Gotta	Gota (enfermedad gotosa)
Gozzo	Bocio (coto)
Gozzo multinodulare	Bocio nodular
Graffio (graffiatura)	Rasguño
Granulocitosi	Granulocitosis
Gravidanza ectopica	Embarazo ectópico
Herpes genitalis	Herpes genital
Herpes simplex	Herpes simple
Herpes zoster	Herpes zóster (herpes zona)
Ictus emorragico	Infarto cerebral hemorrágico
Idremia	Hidremia
Idrocefalo	Hidrocefalia
Idrocele	Hidrocele
Idrofobia	Acuafobia
Idronefrosi	Hidronefrosis
Idrope	Hidrops
Idrope della colecisti	Hidrops vesicular
Idropericardio	Derrame pericárdico
Idrotorace	Hidrotórax
Ifema	Hipema
Igroma	Higroma
Ileo	Íleo
Imbecillità	Imbecilidad
Immunodeficienza	Inmunodeficiencia
Impetigine	Impétigo
Impotenza	Impotencia
Impulso a vomitare	Ganas de vomitar
Incapacità di percipire gli odori (disosmia)	Pérdida del sentido del olfato (anosmia)
Incapacità di percipire i sapori (ageusia)	Pérdida del sentido del gusto (ageusia)
Incontinenza	Incontinencia
Incontinenza urinaria	Incontinencia urinaria
Incontinenza urinaria da sforzo	Incontinencia urinaria por estrés
Incoscienza (stato di incoscienza)	Inconsciencia
Indigestione	Indigestión
Induratio penis plastica (malattia di Peyronie)	Enfermedad de La Peyronie (induración plástica del pene)
Inedia	Inanición
Infarto	Infarto
Infarto miocardico acuto	Infarto de miocardio
Infarto polmonare	Infarto pulmonar
Infestazione da pidocchi (pediculosi)	Infestación por piojos (pediculosis)
Infestazione da pidocchi del pube (ftiriasi)	Infestación por ladilla (ftiriasis)
Infestazione da vermi (elmintiasi)	Infestación de gusanos (helmintiasis)
Infezione (malattia infettiva)	Infección
Infezione batterica	Infección bacteriana
Infezione da clamidia	Infección por clamidia
Infezione da Papilloma Virus Umano (HPV)	Infeccion por el virus del papilom humano (VPH)
Infezione del tratto respiratorio superiore	Infección respiratoria alta
Infezione dell'apparato osteo-articolare (osteomielite)	Infección del hueso o médula ósea (osteomielitis)
Infezione della vagina batterica (vaginosi)	Vaginosis bacteriana
Infezione fungina	Infección por hongos
Infezione virale	Infección viral
Infiammazione (flogosi)	Inflamación
Infiammazione articolare (artrite)	Inflamación de una articulación (artritis)

Infiammazione dei bronchi (bronchite)	Inflamación de los bronquios (bronquitis)
Infiammazione dei bronchioli (bronchiolite)	Inflamación de los bronquiolos (bronquiolitis)
Infiammazione dei polmoni (polmonite)	Inflamación de los pulmones (neumonía, pulmonía, neumonitis)
Infiammazione dei reni (nefrite)	Inflamación del riñón (nefritis)
Infiammazione dei seni paranasali (sinusite)	Inflamación de los senos paranasales (sinusitis)
Infiammazione dei tessuti gengivali (gengivite)	Inflamación de las encías (gingivitis)
Infiammazione dei testicoli (orchite)	Inflamación del testículo (orquitis)
Infiammazione del cervello (encefalite)	Inflamación del encéfalo (encefalitis)
Infiammazione del fegato (epatite)	Inflamación del hígado (hepatitis)
Infiammazione del miocardio (miocardite)	Inflamación del miocardio (miocarditis)
Infiammazione del nervo (neurite, nevrite)	Inflamación del nervio (neuritis)
Infiammazione del pancreas (pancreatite)	Inflamación del páncreas (pancreatitis)
Infiammazione del parametrio (parametrite)	Inflamación del parametrio (parametritis)
Infiammazione del pericardio (pericardite)	Inflamación del pericardio (pericarditis)
Infiammazione del tendine (tendinite)	Inflamación de un tendón (tendinitis)
Infiammazione del tessuto muscolare (miosite)	Inflamación del músculo esquelético (miositis)
Infiammazione del timo	Inflamación del timo (timitis)
Infiammazione del'epiglottide (epiglottite)	Inflamación de la epiglotis (epiglotitis)
Infiammazione dell'appendice vermiforme (appendicite)	Inflamación del apéndice (apendicitis)
Infiammazione dell'endocardio (endocardite)	Inflamación del endocardio (endocarditis)
Infiammazione dell'endometrio (endometrite)	Inflamación del endometrio (endometritis)
Infiammazione dell'epididimo (epididimite)	Inflamación del epidídimo (epididimitis)
Infiammazione dell'inserzione di muscolo (entesite)	Inflamación de la zona de inserción de un músculo (entesitis)
Infiammazione dell'uretra (uretrite)	Inflamación de la uretra (uretritis)
Infiammazione della borsa sierosa di un'articolazione (borsite)	Inflamación de la bursa (bursitis)
Infiammazione della colecisti (colecistite)	Inflamación de la vesícula biliar (colecistitis)
Infiammazione della congiuntiva (congiuntivite)	Inflamación de la conjuntiva (conjuntivitis)
Infiammazione della cornea (cheratite)	Inflamación de la córnea (queratitis)
Infiammazione della cornea e della congiutiva (cheratocongiuntivite)	Inflamación de la córnea y de la conjuntiva (queratoconjuntivitis)
Infiammazione della fascia (fascite)	Inflamación de la fascia (fascitis)
Infiammazione della ghiandola prostatica (prostatite)	Inflamación de la próstata (prostatitis)
Infiammazione della laringe (laringite)	Inflamación de la laringe (laringitis)
Infiammazione della mammella (mastite)	Inflamación del seno (mastitis)
Infiammazione della membrana sinoviale (sinovite)	Inflamación de la membrana sinovial (sinovitis)
Infiammazione della mucosa gastrica (gastrite)	Inflamación de la mucosa gástrica (gastritis)
Infiammazione della pelle (dermatite)	Inflamación de la piel (dermatitis)
Infiammazione della pleura (pleurite)	Inflamación de la pleura (pleuritis, pleuresía)
Infiammazione della retina (retinite)	Inflamación de la retina (retinitis)
Infiammazione della sierosa peritoneale (peritonite)	Inflamación del peritoneo (peritonitis)
Infiammazione della testa del glande (balanite)	Inflamación del glande del pene (balanitis)

Infiammazione della tiroide (tiroidite)	Inflamación de la glándula tiroides (tiroiditis)
Infiammazione della trachea (tracheite)	Inflamación de la tráquea (traqueitis)
Infiammazione della tunica media dell'occhio (uveite)	Inflamación de la lámina intermedia del ojo (uveítis)
Infiammazione della vagina (vaginite)	Inflamación de la vagina (vaginitis)
Infiammazione della vescica urinaria (cistite)	Inflamación de la vejiga urinaria (cistitis)
Infiammazione della vulva (vulvite)	Inflamación de la vulva (vulvitis)
Infiammazione delle arterie (arterite)	Inflamación de las arterias (arteritis)
Infiammazione delle ghiandole linfatiche (linfoadenite)	Inflamación de los ganglios linfáticos (linfadenitis)
Infiammazione delle ghiandole salivari (sialoadenite)	Inflamación de las glándulas salivales (sialadenitis)
Infiammazione delle meningi (meningite)	Inflamación de las meninges (meningitis)
Infiammazione delle mucose della bocca (stomatite)	Inflamación de la mucosa bucal (estomatitis)
Infiammazione delle tonsille (tonsillite)	Inflamación de las amígdalas palatinas (amigdalitis)
Infiammazione delle vene (flebite)	Inflamación de las venas (flebitis)
Infiammazione di labirinto nell'orecchio interno (labirintite)	Inflamación del laberinto del oído interno (laberintitis)
Infiammazione di tendine e di guaina tendinea (tenosinovite)	Inflamación de un tendón y de su vaina (tenosinovitis)
Infiammazione granulomatosa	Inflamación granulomatosa
Influenza	Gripe (gripa, influenza)
Influenza aviaria H5N1	Gripe aviar H5N1
Influenza spagnola	Gripe española
Influenza suina	Gripe porcina (influenza porcina, gripe del cerdo)
Infreddatura (raffreddore)	Resfriado común (resfrío)
Ingrossamento (divenire grosso)	Engorde (ganar peso)
Ingrossamento dei linfonodi (linfoadenopatia)	Aumento de volumen de los ganglios linfáticos (linfadenopatía)
Insolazione (colpo di sole)	Insolación
Insonnia	Insomnio
Insufficienza epatica	Fallo hepático (insuficiencia hepática)
Insufficienza renale	Fallo renal (insuficiencia renal)
Insufficienza renale acuta	Insuficiencia renal aguda
Insufficienza renale cronica	Insuficiencia renal crónica
Insufficienza venosa cronica cerebrospinale	Insuficiencia venosa cerebro-espinal crónica
Intolleranza al glutine	Intolerancia al gluten
Intolleranza al lattosio	Intolerancia a la lactosa
Intormentire	Hormigueo
Intossicazione alimentare da stafilococco	Intoxicación alimentaria por estafilococo dorado
Intossicazione da metalli pesanti	Envenenamiento por metales pesados
Iperaldosteronismo	Aldosteronismo (hiperaldosteronismo)
Iperattività	Hiperactividad
Ipercalcemia	Hipercalcemia
Iperestenzione della regione posteriore del tronco (opistotono)	Contracción del cuerpo entero de tal manera que se mantiene encorvado hacia atrás (opistótonos)
Iperinsulinismo	Hiperinsulinismo
Iperkaliemia	Hiperpotasemia (hiperkaliemia)
Ipermetropia	Hipermetropía
Iperparatiroidismo	Hiperparatiroidismo
Iperpituitarismo	Hiperpituitarismo
Iperplasia endometriale	Hiperplasia endometrial
Iperplasia pseudo-epiteliomatosa	Hiperplasia pseudo-epiteliomatosa
Ipertensione arteriosa essenziale	Hipertensión esencial
Ipertensione arteriosa polmonare	Hipertensión arterial pulmonar
Ipertensione arteriosa secondaria	Hipertensión secundaria
Ipertensione arteriosa sistemica	Incremento de la presión sanguínea (hipertensión)
Ipertensione maligna	Hipertensión maligna
Ipertensione portale	Hipertensión portal
Ipertensione renale	Hipertensión renovascular
Ipertermia	Hipertermia
Ipertiroidismo	Hipertiroidismo
Ipertrofia	Hipertrofia

Ipertrofia prostatica benigna	Hiperplasia benigna de próstata
Ipertrofia ventricolare	Hipertrofia ventricular
Iperuricemia	Hiperuricemia
Iperventilazione	Hiperventilación
Ipervitaminosi	Hipervitaminosis
Ipervolemia (aumento del volume ematico circolante)	Hipervolemia (aumento del volumen de sangre en la circulación)
Ipoalbuminemia	Hipoalbuminemia
Ipocalcemia	Hipocalcemia
Ipocondria	Hipocondría
Ipoglicemia	Hipoglicemia
Ipoinsulinemia	Hipoinsulinismo
Ipokaliemia	Hipocaliemia
Ipoparatiroidismo	Hipoparatiroidismo
Ipopituitarismo	Hipopituitarismo
Ipoplasia del tronco polmonare	Hipoplasia pulmonar
Ipospadia	Hipospadias
Ipossia	Hipoxia
Ipotensione e sincope	Hipotensión y síncope
Ipotermia	Hipotermia
Ipotiroidismo	Hipotiroidismo
Ipotonia	Hipotonía
Ipotonia muscolare	Hipotonía muscular
Ippersensibilità ai normali stimoli esterni (iperestesia)	Sensación exagerada de los estímulos táctiles (hiperestesia)
Iridodialisi	Iridodiálisis
Irite	Iritis
Irradiazione non ionizzante	Irradiación no-ionizante
Irradiazione radioattiva	Irradiación radioactiva
Irsutismo	Hirsutismo
Ischemia	Isquemia
Ischemia degli arti	Isquemia de miembros
Ischemia miocardica	Isquemia miocárdica (angina de pecho)
Isosporiasi	Isosporiasis
Isteria (isterismo)	Histeria
Istoplasmosi	Histoplasmosis
Ittero (itterizia)	Ictericia
Ittero neonatale	Ictericia del recién nacido
Ittero ostruttivo	Ictericia obstructiva
Kala-azar (febbre d'Assam, splenomegalia infantile)	Kala azar (fiebre negra)
Kernittero (encefalopatia bilirubinica)	Kernicterus (encefalopatía neonatal bilirrubínica)
Kuru	Kuru (muerte de la risa)
Labbro leporino	Labio leporino (fisura labial)
Lacerazione (strappo)	Laceración
Lacerazione cerebrale	Laceración cerebral
Laringospasmo	Laringoespasmo
Lebbra	Lepra
Leiomioma	Leiomioma
Leiomiosarcoma	Leiomiosarcoma
Leishmaniosi	Leishmaniasis
Leishmaniosi cutanea	Leishmaniasis cutánea (uta)
Lentezza psicofisica	Respuestas psicofisiológicas lentas
Leptospirosi	Leptospirosis
Lesione del nervo	Lesión de nervio
Lesione del nervo periferico	Lesión de nervio periférico
Lesione ostruttiva dell'intestino tenue	Lesión obstructiva del intestino delgado
Lesioni da scoppio (blast-syndrome)	Síndrome por explosion
Lesioni della testa e del cervello	Lesiones de la cabeza y del cerebro
Lesioni meccaniche	Lesiones mecánicas
Lesioni termiche	Lesiones térmicas
Leucemia	Leucemia
Leucemia acuta linfoblastica	Leucemia linfoblástica aguda
Leucemia linfatica	Leucemia linfática
Leucemia linfatica cronica	Leucemia linfocítica crónica
Leucemia mieloide	Leucemia mieloide
Leucemia mieloide acuta	Leucemia mieloide aguda
Leucemia mieloide cronica	Leucemia mieloide crónica
Leucemia monocitica	Leucemia monocítica
Leucocitosi	Leucocitosis
Leucodistrofia	Leucodistrofia
Leucoplachia	Leucoplaquia
Leucorea	Leucorrea
Lichen planus	Liquen plano
Linfadenite tubercolare	Tuberculosis ganglionar (linfadenitis tubercular)
Linfangioma	Linfangioma
Linfangiosarcoma	Linfangiosarcoma
Linfedema	Linfedema
Linfoma	Linfoma
Linfoma di Hodgkin	Enfermedad de Hodgkin
Linfoma non Hodgkin	Linfoma no-Hodgkin
Lipodistrofia	Lipodistrofia
Lipoma	Lipoma

Lipomatosi pancreatica	Lipomatosis pancreática (reemplazo graso del páncreas)
Liposarcoma	Liposarcoma
Listeriosi	Listeriosis
Lobster-claw deformità di piede	Ectrodactilia en pie
Lombaggine	Dolor de espalda baja (lumbalgia)
Lombalgia dell'atleta	Espalda del gimnasta
Lordosi	Lordosis
Lupus eritematoso sistemico	Lupus eritematoso sistémico
Lussazione	Luxación (lujación, dislocación)
Lussazione acromio-clavicolare	Luxación de la articulación acromioclavicular
Lussazione congenita dell'anca (displasia dell'anca)	Displasia congénita de la cadera (luxación congénita de cadera)
Lussazione del ginocchio	Luxación de la rodilla
Lussazione del gomito	Luxación del codo
Lussazione dell'anca	Luxación de la cadera
Lussazione della caviglia	Luxación del tobillo
Lussazione della mandibola	Dislocación de la mandíbula
Lussazione della rotula	Luxación de la rótula
Lussazione della spalla	Luxación del hombro
Lussazione incompleta (sublussazione)	Desplazamiento de una articulación (subluxación)
Lussazioni delle atricolazioni della mano e delle dita	Luxaciones de la mano y los dedos
Macchie di Koplik	Manchas de Koplik
Mal di denti	Dolor de muelas
Mal di gola (infiammazione della faringe, faringite)	Mal de garganta (inflamación de la faringe, faringitis)
Mal di mare	Mal de mar
Mal di montagna	Mal de montaña (mal de altura)
Mal di schiena (dorsopatia)	Dolor de espalda (dorsalgia)
Mal di schiena su base posturale	Dolor de espalda postural
Mal di testa	Dolor de cabeza
Malaria	Malaria (paludismo)
Malassorbimento	Malabsorción
Malattia autoimmunitaria	Enfermedad autoinmune
Malattia da vibrazioni	Enfermedad de las vibraciones
Malattia dei riempitori dei silos	Enfermedad de los ensiladores
Malattia del cuore (cardiopatia)	Enfermedad del corazón (cardiopatía)
Malattia del motoneurone	Enfermedad de la motoneurona
Malattia di Bornholm (mialgia epidemica)	Enfermedad de Bornholm (mialgia epidémica)
Malattia di Brill-Zinsser	Enfermedad de Brill
Malattia di Chagas	Enfermedad de Chagas (tripanosomiasis americana)
Malattia di Charcot-Marie-Tooth	Enfermedad de Charcot-Marie Tooth
Malattia di Creutzfeldt-Jakob (cosiddetta "malattia della mucca pazza")	Enfermedad de Creutzfeldt-Jakob
Malattia di Crohn	Enfermedad de Crohn
Malattia di decompressione (sindrome di Caisson)	Síndrome de decompresión (enfermedad de los buzos, mal de presión)
Malattia di Dupuytren	Contractura de Dupuytren
Malattia di Freiberg	Enfermedad de Freiberg
Malattia di Haglund (deformità di Haglund)	Enfermedad de Haglund (deformidad de Haglund)
Malattia di Hirschsprung (malattia di Mya)	Enfermedad de Hirschsprung (megacolon aganglióníco)
Malattia di Huntington	Enfermedad de Huntington (corea de Huntington)
Malattia di Köhler	Enfermedad de Köhler
Malattia di Legg-Perthes-Calvé	Síndrome de Legg-Calvé-Perthes
Malattia di Lyme (borreliosi di Lyme)	Enfermedad de Lyme (borreliosis de Lyme)
Malattia di Morquio (mucopolisaccaridosi IV)	Enfermedad de Morquio (mucopolisacaridosis tipo IV)
Malattia di Panner	Enfermedad de Panner
Malattia di Pellegrini-Stieda	Enfermedad de Pellegrini-Stieda

Malattia di Sever	Enfermedad de Sever
Malattia di Van Neck	Enfermedad de Van Neck
Malattia infiammatoria pelvica	Enfermedad pélvica inflamatoria
Malattia parassitaria (parassitosi)	Enfermedad parasitaria (parasitosis)
Malattia professionale	Enfermedad profesional
Malattia sessualmente trasmissibile	Enfermedad de transmisión sexual
Malattie dei vasi sanguigni	Enfermedades de los vasos sanguíneos
Malattie dell'aorta	Enfermedades de la aorta
Malattie delle valvole cardiache	Enfermedades de las válvulas del corazón
Malattie infettive dei bambini	Enfermedades infantiles contagiosas
Mancanza dell'appetito	Pérdida del apetito
Mancanza di movimento	Incapacidad de movimiento
Mancata discesa del testicolo	Descenso incompleto de testículo
Mancata secrezione di urina	Incapacidad para orinar
Mancato sviluppo di un organo (aplasia di un organo)	Desarrollo detenido de un órgano (aplasia de un órgano)
Mania	Manía
Mastopatia	Mastopatía
Mastopatia fibrocistica	Mastitis quística crónica (enfermedad fibroquística)
Medulloblastoma	Meduloblastoma
Megacolon	Megacolon
Melanoma	Melanoma
Melasma	Melasma (cloasma)
Melioidosi	Melioidosis
Meningioma	Meningioma
Meningocele	Meningocele
Meningoencefalite amebica primaria	Meningoencefalitis amebiana primaria
Meningoencefalocele	Meningoencefalocele
Meniscopatia	Meniscopatia
Menopausa	Menopausia
Mesotelioma	Mesotélioma
Mesotelioma sarcomatoide	Mesotélioma sarcomatoide
Mestruazione dolorosa (dismenorrea)	Menstruación dolorosa (dismenorrea)
Metabolismo basale accelerato	Metabolismo basal acelerado
Metamorfosi grassa del fegato	Metamorfosis grasa del hígado
Metastasi	Metástasis
Metatarsalgia	Metatarsalgia
Meteoropatia	Meteoropatía
Mialgia cervicale	Mialgia cervical
Miastenia gravis	Miastenia gravis
Micetoma	Micetoma
Micosi	Micosis
Mieloma multiplo	Plasmacitoma (mieloma múltiple)
Mielomeningocele	Mielomeningocele
Miliaria rubra	Miliaria rubra (sarpullido por el calor)
Minzione dolorosa (stranguria)	Micción dolorosa (angurria)
Mioblastoma	Mioblastoma
Miocardiopatia alcolica	Miocardiopatía alcohólica
Mioclono	Mioclono
Miogelosi	Miogelosis
Mioma	Mioma
Miopia	Miopía
Miosarcoma	Miosarcoma
Miosite ossificante	Miositis osificante
Miosite ossificante progressiva	Miositis osificante progresiva
Miscela di gas (flatulenza)	Tener gases (flatulencia)
Mixedema	Mixedema
Mixoma	Mixoma
Mixosarcoma	Mixosarcoma
Mollusco contagioso	Molusco contagioso
Mollusco pendule (fibroma molle)	Fibroma blando (fibroma molle)
Mononucleosi infettiva (malattia del bacio)	Mononucleosis infecciosa (fiebre glandular, enfermedad de Pfeiffer)
Morbillo	Sarampión
Morbo di Addison	Enfermedad de Addison
Morbo di Alzheimer	Enfermedad de Alzheimer
Morbo di Basedow-Graves	Enfermedad de Graves Basedow
Morbo di Bowen	Enfermedad de Bowen
Morbo di Buerger	Enfermedad de Buerger (tromboangeítis obliterante)
Morbo di Kienböck	Enfermedad de Kienböck
Morbo di Paget	Enfermedad de Paget
Morbo di Parkinson	Enfermedad de Parkinson

Morbo di Whipple	Enfermedad de Whipple
Morsicatura	Mordedura
Morsicatura di animale rabbioso	Mordedura de un animal enfermo de rabia
Morsicatura di cane	Mordedura de perro
Morsicatura di gatto	Mordedura de gato
Morsicatura di ragno	Picadura de araña
Morsicatura di ratto	Mordedura de rata
Morsicatura di serpenti	Mordedura de víbora
Morsicatura di uomo	Mordedura humana
Morsicatura di zecca infetta	Picadura de garrapata infectada
Morso della vedova nera	Mordedura de viuda negra
Morte	Muerte
Morte naturale	Muerte natural
Morte violenta	Muerte violenta
Morva umana	Muermo
Movimenti incontrollati degli occhi (opsoclono)	Movimientos involuntarios y rápidos de los ojos (opsoclonus)
Movimento anormale	Flexibilidad anormal
MSSA (MRSA)	SARM
Muco nasale	Moco (mucus) nasal
Muco nelle feci	Moco en las heces
Mucocele	Mucocele
Mucopolisaccaridosi	Mucopolisacaridosis
Mughetto (moniliasi orale)	Candidiasis oral (muguet oral)
Muscolo flaccido	Músculo flácido
Nanismo	Enanismo
Narcolessia	Narcolepsia (síndrome de Gelineau, epilepsia del sueño)
Naso che cola (rinorrea)	Goteo nasal (rinorrea)
Nausea	Náusea
Necrosi	Necrosis
Necrosi fibrinoide	Necrosis fibrinoide
Nefrite interstiziale	Nefritis intersticial
Nefropatia diabetica	Nefropatía diabética
Nefrosi	Nefrosis
Neoplasie del tratto urogenitale	Tumor urogenital
Neurinoma (Schwannoma)	Neurinoma
Neuroblastoma	Neuroblastoma
Neuroborreliosi	Neuroborreliosis
Neurodermite (dermatite atopica)	Dermatitis atópica
Neurofibromatosi di tipo 1 (malattia di von Recklinghausen)	Neurofibromatosis de tipo 1 (enfermedad de Von Recklinghausen)
Neuroma	Neuroma
Neuroma dell'acustico	Neuroma acústico
Neuropatia	Neuropatía
Neuropatia diabetica	Neuropatía diabética
Nevralgia	Neuralgia
Nevralgia del nervo cranico	Neuralgia craneal
Nevralgia del trigemino	Neuralgia del trigémino
Nevralgia occipitale (nevralgia di Arnold)	Síndrome occipital (neuralgia occipital)
Nevrastenia	Neurastenia
Nevrosi	Neurosis
Nistagmo	Nistagmo
Nodo (nodulo)	Nudo
Noduli di Bouchard	Nudosidades de Bouchard
Noduli di Heberden	Nódulos de Heberden
Nodulo di Suor Maria Giuseppa	Nódulo de la hermana María José
Obesità	Obesidad
Occhi lacrimosi	Ojos llorosos
Occhi secchi (xeroftalmia)	Sequedad de los ojos (xeroftalmia)
Occlusione arteria retinica	Oclusión de la arteria de la retina
Odore sgradevole dell'alito (alitosi, bromopnea)	Mal aliento (halitosis)
Oligodendroglioma	Oligodendroglioma
Oligomenorrea	Oligomenorrea
Oncocercosi (cecità fluviale)	Oncocercosis
Orticaria	Urticaria
Osteitis fibrosa cistica	Ostéitis fibrosa quística
Osteoartropatia ipertrofizzante (sindrome di Pierre Marie-Bamberger)	Osteoartropatía hipertrófica (enfermedad de Bamberger-Marie)
Osteoclastoma (tumore a cellule giganti)	Tumor de células gigantes (osteoclastoma)
Osteocondrite dissecante	Osteocondrosis juvenil
Osteocondroma	Osteocondroma
Osteogenesi imperfetta	Osteogénesis imperfecta (huesos de cristal)
Osteoma	Osteoma
Osteomalacia	Osteomalacia
Osteomielite fungale	Osteomielitis micótica
Osteomielite luetica	Osteomielitis luética

Osteopetrosi (malattia delle ossa di marmo)	Osteopetrosis (enfermedad de los huesos de marmol)
Osteoporosi	Osteoporosis
Osteosarcoma	Osteosarcoma
Osteosclerosi	Osteosclerosis
Ottusità alle estremità	Torpeza en las extremidades
Overdose di droga	Sobredosis por droga
Overdose di farmaci	Sobredosis de medicamentos
Pallore	Palidez
Palmi delle mani caldi e sudati	Palmas de las manos calientes y mojadas
Pancraes aberrante	Pancreas aberrante
Papilledema (edema del nervo ottico)	Edema del nervio óptico
Papilloma	Papiloma
Paracoccidioidimicosi (blastomicosi sudamericana)	Paracoccidioidomicosis
Parafimosi	Parafimosis
Paragonimiasi	Paragonimosis (paragonimiasis)
Paralisi	Parálisis
Paralisi cerebrale infantile	Parálisis cerebral
Paralisi dei arti superiori e inferiori (quadriplegia)	Parálisis en brazos y piernas (tetraplejía, cuadriplejia)
Paralisi di Bell	Parálisis de Bell
Paralisi di parte inferiore del corpo (paraplegia)	Parálisis de la parte inferior del cuerpo (paraplejía)
Paralisi di una metà del corpo (emiplegia)	Parálisis de una mitad lateral de cuerpo (hemiplejía)
Paralisi di una parte di corpo simmetrica (diplegia)	Parálisis de partes simétricas del cuerpo (diplejía)
Paranoia	Paranoia
Paresi	Paresis
Parestesie delle estremità	Adormecimiento de las extremidades
Parodontite	Periodontitis (piorrea)
Paronichia	Paroniquia
Parotite (orecchioni)	Paperas (parotiditis)
Patereccio	Panadizo
Pemfigo	Pénfigo
Perdita dell'udito dovuta all'avanzamento dell'età (presbiacusia)	Trastorno de la capacidad para oír de las personas envejecen (presbiacusia)
Perdita dello strato superiore della pelle (desquamazione)	Desquamación
Perdita di abilità di produzione del linguaggio verbale (afasia)	Pérdida de capacidad de producir lenguaje (afasia)
Perdita di liquido cerebrospinale dal naso (rinoliquorrea)	Salida de líquido cerebroespinal por la nariz (rinoliquorrea)
Perdita di liquido cerebrospinale dall'orechio (otoliquorrea)	Salida de líquido cerebroespinal por el oído (otoliquorrea)
Perdita di memoria	Pérdida de la memoria
Perdita di metà di campo visivo (emianopsia)	Pérdida de la mitad del campo visual (hemianopsia)
Perdita di polso	Pérdida de pulso
Perdita di sangue al di fuori della mestruazione (metrorragia)	Pérdida de sangre uterina (metrorragia)
Perdita di sangue dall'ano (rettoragia, proctorragia)	Pérdida de sangre a través del ano (rectorragia)
Perdita di senso di tocco	Pérdida del sentido del tacto
Perdita di udito	Pérdida de la capacidad auditiva
Perforazione del timpano	Perforación del tímpano
Periostite tibiale (sindrome del muscolo tibiale posteriore)	Síndrome del tibial posterior
Peritendite rotulea (ginocchio del saltatore)	Rodilla de saltador (tendinopatía rotuliana)
Perniosi	Sabañón
Pertosse	Tos ferina (coqueluche)
Peste (pestilenza)	Peste
Petecchia	Petequia
Petto carenato	Pectus carinatum
Piaga da decubito (decubito)	Úlcera de decúbito
Piede calcaneo	Pie calcáneo
Piede cavo (pes cavus)	Pie cavo (pes cavus)
Piede d'atleta (tinea pedis)	Tiña del pie (pie de atleta, tinea pedis)
Piede equino	Pie equino
Piede equino (talipes equinovarus)	Pie equinovaro (talipes equinovarus, pie bot, pie retorcido)
Piede piatto (pes planus)	Pie plano (pes planus, arcos vencidos)
Piede piatto valgo (pes valgus)	Pie valgo

Pielonefrite	Pielonefritis (infección urinaria alta)
Pilorospasmo	Pilorospasmo
Pinta	Pinta
Pionefrosi	Pionefrosis
Pipita	Padrastro
Piromania	Piromanía
Pitiriasi versicolor (tinea versicolor)	Tiña versicolor (pitiriasis versicolor)
Placca (tartaro)	Placa dental
Pneumoconiosi	Neumoconiosis
Pneumopatia interstiziale	Enfermedad pulmonar intersticial
Pneumotorace	Neumotórax
Policitemia	Policitemia
Polidattilia	Polidactilia
Polimialgia reumatica	Polimialgia reumática
Polimiosite	Polimiositis
Poliomielite (polio, paralisi infantile)	Poliomielitis (parálisis infantil)
Polipo	Pólipo
Polipo cervicale	Pólipo cervical
Polipo del colon	Pólipo de colon
Polipo della corda vocale	Pólipo de las cuerdas vocales
Polipo endometriale	Pólipo endometrial
Polipo nasale	Pólipo nasal
Polmonite atipica	Neumonía atípica
Polmonite batterica	Neumonía bacteriana
Polmonite da Pneumocisti	Neumonía por Pneumocystis
Polmonite virale	Neumonía viral
Polso accelerato	Pulso acelerado
Porfiria	Porfiria
Porpora	Púrpura
Porpora trombotica trombocitopenica	Púrpura trombocitopénica trombótica
Prematuro sviluppo sessuale del sesso opposto	Desarrollo sexual prematuro del sexo opuesto
Prematuro sviluppo sessuale dello stesso sesso	Desarrollo sexual prematuro del mismo sexo
Presbiopia (presbitismo)	Vista cansada por la edad (presbiopía)
Presenza di emoglobina nelle urine (emoglobinuria)	Hemoglobina en orina (hemoglobinuria)
Presenza di pus nelle urine (piuria)	Presencia de pus en la orina (piuria)
Presenza di pus nello sputo	Esputo que contiene pus
Primo flusso mestruale (menarca)	Primera menstruación (menarquia)
Proctite	Proctitis
Produzione di pochi spermatozoi (oligospermia)	Bajo volumen de semen (oligospermia)
Produzione di saliva eccessiva (ipersalivazione)	Excesiva producción de saliva (hipersalivación)
Prolasso del retto	Prolapso rectal
Prolasso uterino	Prolapso del útero
Proteinosi alveolare polmonare	Proteinosis alveolar pulmonar
Proteinuria	Proteinuria
Prurito (pizzicore)	Prurito (picazón, comezón, rasquiña)
Psiconevrosi (nevrosi)	Psiconeurosis
Psicopatia	Psicopatía
Psicosi	Psicosis
Psicosi maniaco-depressiva	Trastorno bipolar (psicosis maníaco-depresiva)
Psittacosi (psittacornitosi)	Psitacosis (fiebre del loro)
Psoriasi	Psoriasis
Pubalgia dello sportivo	Síndrome de dolor inguinal
Pubertà precoce (pubertà prematura)	Pubertad precoz
Pubertà tardiva	Retraso de la pubertad
Puntura di formiche	Picadura de hormiga
Puntura di scorpione	Picadura de escorpión
Puntura di zanzara infetta	Picadura de mosquito infectado
Pupille costrette	Pupilas pequeñas
Pupille dilatate	Pupilas dilatadas
Pus	Pus
Pustola	Pústula
R.S.I. (Repetitive Strain Injury)	Síndrome de sobreuso
Rabbia	Rabia
Rabdomioma	Rabdomioma
Rabdomiosarcoma	Rabdomiosarcoma
Rachitismo	Raquitismo
Rachitismo renale	Raquitismo renal
Raucedine	Ronquera
Rene a ferro di cavallo (fusione renale)	Riñón de herradura (fusión en los riñones)
Rene policistico	Enfermedad poliquística renal
Respirazione difficoltosa	Dificultad de respiración
Respirazione superficiale	Respiración superficial
Respiro di Biot	Respiración de Biot
Respiro di Cheyne-Stokes	Respiración periódica (respiración de Cheynes-Stokes)

Respiro di Kussmaul	Respiración de Kussmaul
Reticoloendotelioma (reticolosarcoma)	Reticulosarcoma (sarcoma reticuloendotelial)
Retinite pigmentosa	Retinitis pigmentosa
Retinopatia del prematuro	Retinopatía de la prematuridad
Retinopatia diabetica	Retinopatía diabética
Retroflessione uterina	Retroversión del útero
Rettocolite ulcerosa	Colitis ulcerosa
Reumatismo extra-articolare	Reumatismo extraarticular
Rickettsiosi	Rickettsiosis
Ridotta mobilità articolare	Rango de movimiento articular limitado
Riduzione della forza muscolare (astenia)	Pérdida de fuerza muscular (astenia)
Riduzione della frequenza cardiaca (bradicardia)	Descenso de la frecuencia cardiaca (bradicardia)
Riduzione della frequenza respiratoria (bradipnea)	Descenso de la frecuencia respiratoria (bradipnea)
Rigidità	Agarrotamiento
Rigidità dell'articolazione	Rigidez de las articulaciones
Rigidità nucale	Rigidez de nuca (cuello rígido)
Rinite	Rinitis
Rinite allergica	Rinitis alérgica
Rinite vasomotoria	Rinitis vasomotora
Ripugnanza al cibo	Aversión por la comida
Risalita di alimenti dallo stomaco alla bocca (rigurgito)	Regreso del contenido alimentario a través del esófago (regurgitación)
Ritardo mentale	Retraso mental
Ritenzione urinaria	Retención de orina
Rizartrosi (artrosi dell'articolazione alla base del police)	Rizartrosis
Ronzio auricolare (acufene, tinnito)	Pitidos en el oído (acúfeno, tinnitus)
Rosacea	Rosácea
Rosolia	Rubéola
Rottura	Ruptura (rotura)
Rottura del legamento	Ruptura de ligamento
Rottura del legamento crociato anteriore del ginocchio	Ruptura de ligamento cruzado anterior
Rottura del menisco	Ruptura de menisco
Rottura del tendine	Ruptura del tendón
Rottura del tendine di Achille	Ruptura del tendón de Aquiles
Rottura della cuffia dei rotatori	Ruptura del manguito rotador
Rottura della milza	Ruptura del bazo
Rottura della vescica urinaria	Ruptura de la vejiga urinaria
Rottura di aneurisma	Ruptura del aneurisma
Rottura muscolare	Ruptura muscular
Ruga	Arruga
Rumore durante la respirazione (stridore)	Estridor
Sacco dell'ernia	Saco de hernia (saco herniario)
Salmonellosi	Salmonelosis
Sangue al liquido cerebrospinale	Sangre en el líquido cefalorraquídeo
Sangue nelle feci (ematochezia)	Sangre en las heces (hematochezia)
Sangue nello sputo (emottisi)	Sangre en el esputo (hemoptisis)
Sarcoidosi	Sarcoidosis (enfermedad de Besnier-Boeck)
Sarcoma	Sarcoma
Sarcoma botrioide	Sarcoma botrioide
Sarcoma di Ewing	Sarcoma de Ewing
Sarcoma di Kaposi	Sarcoma de Kaposi
Sarcoma sinoviale	Sarcoma sinovial
Sarcopenia	Sarcopenia
SARS (Sindrome Acuta Respiratoria Severa)	Síndrome respiratorio agudo severo (SRAS, SARS)
Sbadiglio	Bostezo
Sbavando (ptialismo, scialorrea)	Sialorrea (ptialismo)
Scabbia (rogna)	Arador de la sarna (escabiosis)
Scarlattina	Escarlatina (fiebre escarlata)
Scarsa secrezione salivare (xerostomia)	Sequedad de la boca (xerostomía)
Schistosomiasi	Esquistosomiasis (bilharziasis)
Schizofrenia	Esquizofrenia
Sciatica	Ciática
Sclerodermia	Esclerodermia
Sclerosi laterale amiotrofica	Esclerosis lateral amiotrófica
Sclerosi multipla	Esclerosis múltiple
Scoliosi	Escoliosis
Scorbuto	Escorbuto
Scossa muscolare (fasciciolazione)	Crispar del músculo (fasciculación)
Scotoma	Escotoma
Seborrea	Seborrea
Semi-coma	Semicoma

Sensazione bruciante	Sensación de ardor
Sensibilità al dolore (algesia)	Sensibilidad al dolor (algesia)
Senso della paura	Sensación de miedo
Senso delle scarpe troppo strette	Sensación de "zapatos apretados"
Sepsi	Sepsis
Sesta malattia (roseola infantum, esantema subitum)	Roséola (exantema súbito)
Sete	Sed
Setticemia	Septicemia
Sfogo (eruzione cutanea)	Sarpullido (erupción, eccema)
Shigellosi	Shigelosis
Shock cardiogeno	Choque cardiogénico
Shock chirurgico	Choque quirúrgico
Shock endotossico	Choque endotoxico
Shock ipovolemico	Choque hipovolémico
Shock neurogeno	Choque neurogénico
Shock ostruttivo	Choque obstructivo
Shock settico	Choque séptico
Shock spinale	Choque espinal
Shock traumatico	Choque traumático
SIDA (sindrome da ImmunoDeficienza Acquisita, AIDS)	SIDA (síndrome de inmunodeficiencia adquirida)
Siderosi	Siderosis
Sifilide (lue)	Sífilis
Sifiloma	Chancro
Silicosi	Silicosis
Sincope	Síncope
Sindattilia	Sindactilia
Sindrome alcolica fetale	Sindrome de alcoholismo fetal
Sindrome cervicale	Síndrome cervical
Sindrome cervicobrachiale (sindrome spalla-mano)	Síndrome cérvico-braquial
Sindrome compartimentale	Síndrome compartimental
Sindrome da carcinoide	Síndrome carcinoide
Sindrome da conflitto subacromiale (impingement sub-acromiale)	Síndrome del conflicto subacromial
Sindrome da distress respiratorio	Síndrome de distrés respiratorio
Sindrome da distress respiratorio del neonato (malattia da membrane ialine polmonari)	Enfermedad de la membrana hialina (síndrome de distrés respiratorio)
Sindrome da fatica cronica	Síndrome de fatiga crónica
Sindrome da impingement della caviglia	Pinzamiento anterolateral del tobillo
Sindrome da impingement posteriore di caviglia	Síndrome de pinzamiento posterior del tobillo
Sindrome da schiacciamento	Sindrome de aplastamiento (sindrome de crush)
Sindrome da stress tibiale mediale	Dolor en las espinillas
Sindrome da vibrazioni mano-braccio	Vibraciones mano brazo (dedo blanco inducido por vibraciones)
Sindrome degli ischio-crurali (sindrome dell'hamstring)	Síndrome de isquiosurales cortos
Sindrome del bambino flaccido	Síndrome de bebé flácido
Sindrome del colon irritabile (colon spastico)	Síndrome de intestino irritable (colon irritable, colon espástico)
Sindrome del dolore patello-femorale (ginocchio del corridore)	Chondromalacia rotuliana (sindrome patelo-femoral)
Sindrome del grido di gatto	Sindrome del maullido del gato (sindrome de Lejeune)
Sindrome del tunnel carpale	Síndrome del túnel carpiano
Sindrome del tunnel cubitale	Síndrome del túnel cubital
Sindrome del tunnel tarsale	Síndrome del túnel tarsiano
Sindrome della benderella ileotibiale	Síndrome de fricción de la banda iliotibial
Sindrome della classe economica	Síndrome de la clase turista
Sindrome della morte improvvisa del lattante	Síndrome de muerte súbita del lactante (muerte en cuna)
Sindrome delle apnee nel sonno	Apnea del sueño
Sindrome dello stretto toracico superiore	Síndrome del estrecho torácico
Sindrome di Behçet	Síndrome de Behçet
Sindrome di Blount	Enfermedad de Blount (tibia vara)
Sindrome di Cushing (ipercortisolismo)	Síndrome de Cushing (hipercortisolismo)
Sindrome di De Quervain	Síndrome de DeQuervain
Sindrome di Down	Síndrome de Down

Sindrome di Edwards	Síndrome de Edwards (trisomía del 18)
Sindrome di Eisenmenger	Síndrome de Eisenmenger
Sindrome di Goodpasture	Síndrome de Goodpasture
Sindrome di Guillain-Barré	Síndrome de Guillain-Barré
Sindrome di Hoffa	Enfermedad de Hoffa
Sindrome di Kawasaki	Enfermedad de Kawasaki
Sindrome di Leriche	Síndrome de Leriche
Sindrome di Marfan	Síndrome de Marfan
Sindrome di McCune-Albright-Sternberg	Síndrome de McCune-Albright
Sindrome di Menière	Enfermedad de Menière
Sindrome di Osgood-Schlatter	Enfermedad de Osgood-Schlatter
Sindrome di Patau	Síndrome de Patau (trisomía en el par 13)
Sindrome di Preiser	Enfermedad de Preiser
Sindrome di Raynaud	Enfermedad de Raynaud
Sindrome di Reiter	Síndrome de Reiter (artritis reactiva)
Sindrome di Reye	Síndrome de Reye
Sindrome di Sjögren	Síndrome de Sjögren
Sindrome di Tourette	Síndrome de Tourette
Sindrome di Turner	Síndrome de Turner
Sindrome dolorosa	Síndrome doloroso
Sindrome epato-renale	Síndrome hepatorrenal
Sindrome mielodisplasica	Síndrome mielodisplásico (preleucemia)
Sindrome nefrosica	Síndrome nefrótico
Sindrome post trombotica	Síndrome postrombótico
Sindrome premestruale	Síndrome premenstrual
Sindrome prodromica	Síndrome prodrómico
Singhiozzo	Hipo
Sinostosi radio-ulnare	Sinostosis radiocubital
Sinovioma	Sinovioma
Sinusite	Dolor de cabeza por sinusitis
Siringomielia	Siringomielia
Soffio cardiaco	Soplo del corazón
Soffocamento (soffocazione, asfissia)	Atragantamiento
Sonnambulismo	Sonambulismo (noctambulismo)
Sonnolenza	Somnolencia
Soppressione della secrezione di urina	Supresión de la secreción de orina
Sordità	Sordera
Sordità parziale	Corto de oído (parcialmente sordo)
Sottopeso (grave magrezza)	Desnutrición
Spasmo (contrazione involontaria)	Espasmo (calambre)
Spasmo di vagina (vaginismo)	Espasmo vaginal (vaginismo)
Spasmo facciale	Espasmo facial
Spasmo muscolare	Espasmo muscular (calambre)
Spermatocele (cisti spermatica)	Espermatocele
Spina bifida	Espina bífida
Spina nel calcagno (spina calcaneare)	Espuela de talón (espuela calcánea)
Splenomegalia	Esplenomegalia
Spondilite	Espondilitis
Spondilite anchilosante	Espondilitis anquilosante (morbus Bechterew)
Spondilite tubercolare (morbo di Pott)	Espondilitis tuberculosa
Spondilolistesi	Espondilolistesis
Spondilosi	Espondilosis
Sporotricosi	Esporotricosis
Spostamento del rene (ptosi renale, nefroptosi)	Riñón flotante (ptosis renal, nefroptosis)
Spostamento della palpebra (palpebra calante, blefaroptosi)	Despredimiento del párpado superior (blefaroptosis)
Sputo schiumoso	Esputo espumoso
Stanchezza (fatica, astenia)	Cansancio (fatiga, letargo, astenia)
Starnuto	Estornudo
Stenosi aortica	Estenosis de la válvula aórtica
Stenosi dell'arteria polmonare	Estenosis de la arteria pulmonar
Stenosi esofagea	Estenosis esofágica
Stenosi ipertrofica del piloro	Estenosis pilórica hipertrófica
Stenosi mitralica	Estenosis mitral
Stenosi pilorica	Estenosis del píloro
Stenosi pilorica congenita	Estenosis congénita del píloro
Stenosi polmonare	Estenosis de la válvula pulmonar

Sterilità (infecondità)	Infertilidad
Stiramento	Desgarro
Stiramento del legamento	Desgarro de ligamento
Stiramento del tendine	Desgarro de tendón
Stitichezza (costipazione)	Estreñimiento
Strabismo	Estrabismo
Strangolamento (strozzamento)	Estrangulamiento
Strappo muscolare	Desgarro muscular
Stupor	Sopor
Stupore	Estupor
Sudorazione (traspirazione)	Transpiración (sudación)
Sudore notturno	Sudor nocturno
Tachicardia	Taquicardia
Talassemia	Talasemia
Tamponamento cardiaco	Tamponamiento cardíaco (tamponamiento pericárdiaco)
Tappo di cerume	Tapón de cerumen
Temperatura corporea elevata	Aumento en la temperatura corporal
Tendinite dei estensori delle dita del piede	Tendinitis de los extensores de los dedos
Tendinite del flessore lungo dell'alluce	Tendinitis del flexor hallucis longus
Tendinite del muscolo tibiale posteriore	Tendinopatía tibial posterior
Tendinite del popliteo	Tendinitis poplítea
Tendinite dell'avambraccio	Tendinitis en el antebrazo
Tendinopatia Achille da overuse	Tendinitis por sobreuso en el tendón de Aquiles
Tendinopatia achillea (achillodinia)	Tendinitis de Aquiles
Tendinosi	Tendinosis (lesión crónica del tendón)
Tensione di parete addominale	Tensión de la pared abdominal
Teratocarcinoma	Teratocarcinoma
Teratoma	Teratoma
Tetania	Tetania
Tetano	Tétanos (tétano)
Tetralogia di Fallot	Tetralogía de Fallot
Tic	Tic
Tifo esantematico (tifo epidemico)	Tifus exantemático epidémico
Tifo murino (tifo endemico)	Tifus endémico murino
Tigna (tinea capitis)	Tiña de la cabeza (tinea capitis)
Tinea corporis	Tiña corporal (tinea corporis)
Tinea cruris	Tiña crural (tinea cruris)
Tinea favosa	Tiña favosa (favus, tinea favosa)
Tirare su col naso	Sorberse la nariz (moqueo)
Tireotossicosi	Tirotoxicosis
Tiroidite di Hashimoto	Tiroiditis de Hashimoto
Tiroidite di Riedel	Tiroiditis de Riedel
Torace a imbuto (petto escavato)	Pecho hundido (pectus excavatum)
Torcicollo	Tortícolis
Torsione del testicolo	Torsión testicular
Torsione dell'osso	Torsión del hueso
Tosse	Tos
Tosse produttiva	Tos productiva
Tosse secca	Tos seca (tos perruna)
Tossicodipendenza (tossicomania)	Adicción a las drogas (drogodependencia)
Tossinfezione da Clostridium perfringens	Tóxico-infección por Clostridium perfringens
Toxocariasi	Toxocariasis
Toxoplasmosi	Toxoplasmosis
Tracoma	Tracoma
Trapianto renale	Transplante de riñón
Trasposizione dei grossi vasi	Transposición de los grandes vasos
Trasposizione dell'aorta	Transposición de la aorta
Trasposizione dell'arteria polmonare	Transposición de la arteria pulmonar
Trauma sportivo	Lesión deportiva
Tremito (tremore)	Temblor
Tremore delle mani	Temblor en las manos
Trichinosi	Triquinelosis (triquinosis)
Trichomonas vaginalis	Trichomonas vaginalis
Trichomoniasi	Trichomoniasis
Tripanosomiasi	Tripanosomiasis
Tripanosomiasi africana (malattia del sonno)	Tripanosomiasis africana (enfermedad del sueño)
Trombo	Coágulo sanguíneo (trombo)
Trombocitopenia	Trombocitopenia
Tromboembolia	Tromboembolismo
Tromboflebite	Tromboflebitis
Trombosi	Trombosis
Trombosi venosa	Trombosis venosa

Tsutsugamushi (tifo fluviale giapponese)	Tsutsugamushi (fiebre fluvial japonesa, tifus de los matorrales)
Tubercolosi (tisi)	Tuberculosis (tisis, TBC)
Tubercolosi dei reni	Tuberculosis renal
Tubercolosi delle ossa	Tuberculosis ósea
Tubercolosi epatica	Tuberculosis hepática
Tubercolosi intestinale	Tuberculosis intestinal
Tubercolosi polmonare	Tuberculosis pulmonar
Tubercolosi urogenitale	Tuberculosis urogenital
Tularemia (febbre dei conigli)	Tularemia (fiebre de los conejos)
Tumore	Tumor
Tumore benigno	Tumor benigno
Tumore del sacco vitellino	Tumor de saco vitelino
Tumore di Brenner	Tumor de Brenner
Tumore di Wilms (nefroblastoma)	Tumor de Wilms (nefroblastoma)
Tumore maligno	Tumor maligno (cáncer)
Tumore misto	Tumor mixto
Tumore misto maligno	Tumor mixto maligno
Tungiasi (tunga penetrans)	Tungiasis
Ulcera (ulcerazione)	Úlcera (llaga)
Ulcera duodenale	Úlcera duodenal
Ulcera gastrica	Úlcera gástrica
Ulcera ischemica	Úlcera isquémica
Ulcera perforata	Úlcera perforada
Ulcera varicosa	Úlcera varicosa
Ulcera venerea (cancroide)	Chancroide (chancro blando)
Unghia incarnita (onicocriptosi)	Uña encarnada (onicocriptosis)
Uremia (accumulo nel sangue di sostanze azotate a causa dell'insufficienza renale)	Uremia (acumulación en la sangre de los productos tóxicos por un fallo renal)
Urina di colore rosso	Orina de color rojo
Urina marrone	Orina de color marrón
Urinazione frequente (pollachiuria)	Micción frecuente
Urinazione notturna (nicturia)	Emisión excesiva de orina durante la noche (nicturia)
Urine torbide	Orina turbia
Ustione	Quemadura
Ustione da corrente elettrica	Quemadura eléctrica
Ustione da medusa	Quemadura de medusa
Vampata di calore	Sofocos
Varicella	Varicela
Varici degli arti inferiori	Venas varicosas de las piernas
Varici esofagee	Varices esofágicas
Varicocele	Varicocele
Varicosi (varici, malattia varicosa)	Varices
Variola vera (vaiolo)	Viruela
Vene varicose del collo	Varices del cuello
Verruca	Verruga
Vescichetta (bolla)	Ampolla
Visione doppia (diplopia)	Visión doble (diplopía)
Vitiligine	Vitíligo
Voglia (neo, nevo)	Nevus (nevo)
Volvolo	Retorcimiento anormal del intestino (vólvulo)
Vomito (emetismo)	Vómito (emesis)
Vomito senza nausea (vomito a getto, vomito cerebrale)	Vómito sin náusea (vómito cerebral)
Xantelasma	Xantelasma
Xantoma	Xantoma
Zoonosi	Zoonosis
Zoppicamento	Cojera

FARMACIA

A digiuno	En ayunas
A mezzogiorno	A mediodía
Acido borico	Ácido bórico
Adrenalina	Adrenalina
Aerosol	Aerosol
Ago	Aguja
Alcool	Alcol
Allergia a medicamento	Alergia al medicamento
Aminofillina	Aminofilina
Ampicillina	Ampicilina
Ampolla (fiala)	Ampolla (recipiente)
Analgesico	Analgésico
Anestetico	Anestésico
Antiacido	Antiácido
Antibiotico	Antibiótico
Anticoagulante	Anticoagulante
Anticonvulsante	Anticonvulsivo (antiepiléptico)
Antidepressivo	Antidepresivo
Antidiabetico	Antidiabético
Antidiaforetico	Desodorante
Antidiarroici	Antidiarréico
Antidoto	Antídoto
Antielmintici	Antihelmíntico

Antiemetico	Antiemético
Antimalarico	Antimalárico
Antimicotico	Antimicótico (antifúngico)
Antinfiammatorio	Antiinflamatorio (antiflogístico)
Antiossidante (sostanza antiossidante)	Antioxidante
Antipiretico	Antipirético
Antipsicotico	Antipsicótico
Antireumatico	Antireumático
Antisettico	Antiséptico
Antisettico urinario	Antiséptico de las vías urinarias
Antisiero	Antisuero
Antistaminico	Antihistamínico
Antitossina	Antitoxina
Aspirina	Aspirina
Assorbenti igienici	Toalla sanitaria (compresa, pantiprotector)
Assorbenti per l'incontinenza	Pañal para adultos
Atropina	Atropina
Barbiturico	Barbitúrico
Bendaggio	Venda
Bilancia	Balanza
Bottiglietta (boccetta)	Frasquito
Bouillotte (bouilloire)	Bolsa de agua caliente (guatero)
Broncodilatatore	Broncodilatador
Burrocacao	Bálsamo de labios
Caffeina	Cafeína
Calcio	Calcio
Camomilla	Manzanilla
Candelette	Supositorio vaginal
Cannabis terapeutica	Cannabis medicinal
Capsula	Cápsula
Carbone attivo	Carbón activado
Cardiotonico	Cardiotónico
Cefalosporina	Cefalosporina
Cerotto	Tira adhesiva sanitaria
Cerotto antifumo	Parche de nicotina
Chemioterapia	Quimioterapia
Citostatico	Citostático
Clistere	Enema (clisma)
Cloramfenicolo	Cloranfenicol
Cloro	Cloro
Cobalto	Cobalto
Codeina	Codeína
Collirio	Colirio
Collutorio	Enjuague bucal (colutorio)
Compressa	Compresa
Compressa (pasticca, tavoletta)	Comprimido
Compresse solubili	Solubilizantes (comprimidos dispersables en agua)
Contraccettivo	Anticonceptivo
Corticosteroide	Corticosteroide
Crema	Crema
Cucchiaio	Cuchara
Dentifricio	Pasta de dientes (dentífrico)
Di mattina	Por la mañana
Diaframma	Diafragma
Digestivo	Digestivo
Dimagrante (farmaco antiobesità)	Fármaco antiobesidad
Diuretico	Diurético
Dolcificante artificiale	Edulcorante artificial
Dopo il pasto	Después de una comida
Dose	Dosis
Effetti indesiderati da farmaco	Reacción adversa a medicamento
Emostatico	Hemostático
Emulsione	Emulsión
Eparina	Heparina
Eritromicina	Eritromicina
Espettorante	Expectorante
Farmacista	Farmacéutico
Farmaco anti-alcol	Fármaco antialcohólico
Farmaco anti-infiammatore non steroide FANS	Antiinflamatorio no esteroideo
Farmaco antiallergico	Antialérgico
Farmaco antianemico	Antianémico
Farmaco antiaritmico	Agente antiarrítmico
Farmaco antiipertensivo	Antihipertensivo
Farmaco antiprotozoico	Antiprotozoario
Farmaco antitubercolare	Fármaco tuberculostático
Farmaco antivirale	Fármaco antiviral
Fentanyl	Fentanilo
Ferro	Hierro (fierro)
Filo interdentale	Seda dental (hilo dental)
Filtro solare (crema solare ad alta protezione)	Protector solar
Fitoterapia	Fitoterapia
Fosforo	Fósforo
Garza	Gasa
Gel	Gel
Gentamicina	Gentamicina
Glucosio	Glucosa
Gocce	Gotas
Gocce nasali	Gotas nasales

Gocce per il mal di orecchi	Gotas óticas
Gomma da masticare antifumo	Goma de mascar de nicotina
Grammo	Gramo
Immunoglobulina	Inmunoglobulina
Immunosoppressivo	Inmunosupresor
Inalazione (farmaco per inalazioni)	Inhalación
Iniezione	Inyección
Insettifugo	Repelente de insectos
Insulina	Insulina
Interferone	Interferón
Iodio (tintura di iodio)	Yodo (iodo)
Ipnotico	Hipnótico
La sera	Por la noche
Lassativo	Laxante
Lente a contatto morbida	Lente de contacto blanda
Lente a contatto rigida	Lente de contacto duro
Lenti a contatto	Lentes de contacto (lentillas, pupilentes)
Litro	Litro
Lozione	Loción
Lubrificante	Lubricante
Magnesio	Magnesio
Manganese	Manganeso
Medicamento (farmaco, rimedio)	Medicamento (fármaco)
Metadone	Metadona
Microgrammo	Microgramo
Milligrammo	Miligramo
Millilitro	Mililitro
Minerale	Mineral
Miorilassante	Relajante muscular (miorrelajante)
Misuratore di pressione (sfigmomanometro)	Tensiómetro (esfigmomanómetro)
Molibdeno	Molibdeno
Morfina	Morfina
Mucolitico	Mucolítico
Nistatina	Nistatina
Occhiali	Gafas
Olio di jojoba	Aceite de jojoba
Olio di mandorla	Aceite de almendras dulces
Olio di ricino	Aceite de ricino
Olio essenziale (olio eterico)	Aceite esencial
Olio minerale	Aceite mineral
Omega-3 acidi grassi	Ácido graso omega 3
Oppioide	Opioide
Oralmente (per via orale, per bocca)	Por vía oral
Ossicodone	Oxicodona
Ovatta	Algodón hidrófilo
Paracetamolo	Paracetamol
Paraffina	Parafina
Pezzo (porzione)	Pieza
Pasta	Pasta
Pasticca (pastiglia)	Pastilla
Penicillina	Penicilina
Per l'applicazione esterna	De uso externo
Pillola anticoncezionale	Píldora anticonceptiva
Pillola del "giorno doppo" (contraccezione postcoitale, contraccezione di emergenza)	Anticonceptivo de emergencia (contracepción poscoital)
Polvere liquido	Polvo liquido
Polverina (polvere)	Polvo
Pomata (unguento)	Ungüento (pomada)
Potassio	Potasio
Pozione	Poción
Prescrizione (rimedio prescritto)	Receta
Preservativo (profilattico, condom)	Preservativo (condón, profiláctico)
Psicostimulanti	Psicoestimulante
Purgante (purga)	Purgante (purgativo)
Rame	Cobre
Repellente antizanzare	Repelente de mosquitos
Rettale	Rectal
Salicilato	Salicilato
Sapone	Jabón
Schiuma (spuma)	Espuma
Schiuma anticoncezionale	Espuma anticonceptiva
Sciacquatra (risciacquatura)	Lavado
Sciroppo	Jarabe
Sedativo (calmante)	Sedativo
Siero	Suero
Siringa per iniezioni	Jeringa
Sistema internazionale di unità di misura	Sistema Internacional de Unidades
Sodio	Sodio
Soluzione	Soluto
Soluzione fisiologica	Suero fisiológico
Soluzione per pulizia dentiera	Solución limpiadora de dentadura
Soluzione per pulizia lenti a contatto	Solución limpiadora de lentes de contacto
Sostanza nutriente (sostanza nutritiva)	Nutrimento (nutriente)
Sovradosaggio	Sobredosis
Spasmolitico	Espasmolítico
Spermicida	Espermicida
Spruzzo (vaporizzato)	Rociada
Spugna contraccettiva	Esponja anticonceptiva

Sublinguale	Vía sublingual
Sulfamidici (sulfonamidici)	Sulfonamida
Supposta	Supositorio
Tampone	Tampón
Terapia ormonale sostitutiva	Terapia de sustitución hormonal
Termometro	Termómetro
Test di gravidanza ad uso domiciliare	Prueba de embarazo
Tetraciclina	Tetraciclina
Tintura	Tintura
Tisana (infuso di erbe)	Tisana (infusión de hierbas)
Tonico (ricostituente)	Tónico
Tramadolo	Tramadol
Vaccino	Vacuna
Vasodilatatore	Vasodilatador
Veleno	Veneno
Viagra (citrato di sildenafil)	Viagra
Vitamina	Vitamina
Vitamina A (retinolo)	Vitamina A (retinol)
Vitamina B1 (tiamina)	Vitamina B1 (tiamina)
Vitamina B2 (riboflavina)	Vitamina B2 (riboflavina)
Vitamina B3 (niacina, vitamina PP)	Vitamina B3 (niacina, vitamina PP)
Vitamina B4 (adenina)	Vitamina B4 (adenina)
Vitamina B5 (acido pantotenico, vitamina W)	Vitamina B5 (ácido pantoténico)
Vitamina B6 (piridossina)	Vitamina B6 (piridoxina)
Vitamina B7 (inositolo)	Vitamina B7 (inositol)
Vitamina B8 (biotina)	Vitamina B8 (biotina)
Vitamina B9 (acido folico)	Vitamina B9 (ácido fólico)
Vitamina B10 (vitamina R)	Vitamina B10 (vitamina R)
Vitamina B11 (vitamina S)	Vitamina B11 (vitamina S)
Vitamina B12 (cobalamina)	Vitamina B12 (ciancobalamina)
Vitamina C (acido L-ascorbico)	Vitamine C (enantiómero L de ácido ascórbico)
Vitamina D2 (ergocalciferolo)	Vitamina D2 (ergocalciferol)
Vitamina D3 (colecalciferolo)	Vitamina D3 (colecalciferol)
Vitamina D4 (diidro-ergocalciferolo)	Vitamina D4
Vitamina D5 (sitocalciferolo)	Vitamina D5 (sitocalciferol)
Vitamina E (tocoferolo)	Vitamina E (alfatocoferol)
Vitamina F (acido linoleico)	Ácido linoleico
Vitamina J (colina)	Vitamina J (colina)
Vitamina K (fillochinone)	Vitamina K (filoquinona)
Vitamina L1 (acido antranilico)	Vitamina L1 (ácido antranílico)
Vitamina P (flavonoidi)	Vitamina P (flavonoide)
Zinco	Zinc (cinc)
Zinco pasta	Pasta de óxido de zinc
Zolfo	Azufre

ISTITUZIONI, PROCEDURE E CURE DI MEDICINA	FACILIDADES MÉDICAS, PRO-CEDIMIENTOS Y ASISTENCIA MÉDICA
Accettazione	Mostrador de recepción
Acqua	Agua
Addentare	Morder
Allarme	Alarma
Ambulanza	Enfermería
Amputazione	Amputación
Anestesia	Anestesia
Anestesia generale	Anestesia general
Anestesia locale	Anestesia local
Angioplastica coronarica	Intervención coronaria percutánea
Apertura chirurgica del cranio (craniotomia)	Abertura quirúrgica en el cráneo (craneotomía)
Apertura chirurgica di un articolazione (artrotomia)	Incisión quirúrgica de una articulación (artrotomía)
Apparecchio acustico	Audífono
Aprire	Abrir
Armadio (credenza)	Armario
Artrodesi	Artrodesis
Ascensore	Elevador
Aspiratore di secreti	Aspirador
Asportazione chirurgica del pancreas (pancreatectomia)	Extirpación quirúrgica del páncreas (pancreatectomía)
Asportazione chirurgica del testicolo (orchiectomia)	Extirpación quirúrgica del testículo (orquidectomía)
Asportazione chirurgica del timo (timectomia)	Extirpación quirúrgica del timo (timectomía)

Asportazione chirurgica dell'appendice (appendicectomia)	Extirpación quirúrgica del apéndice cecal (apendicectomía)
Asportazione chirurgica dell'utero (isterectomia)	Extracción quirúrgica del útero (histerectomía)
Asportazione chirurgica della colecisti (colecistectomia)	Extracción quirúrgica de la vesícula biliar (colecistectomía)
Asportazione chirurgica della lamina di vertebre (laminectomia)	Extirpación quirúrgica de parte de una vértebra (laminectomía)
Asportazione chirurgica della laringe (laringectomia)	Extirpación quirúrgica de la laringe (laringectomía)
Asportazione chirurgica della mammella (mastectomia)	Remoción quirúrgica de seno (mastectomía)
Asportazione chirurgica della milza (splenectomia)	Extirpación quirúrgica del bazo (esplenectomía)
Asportazione chirurgica della prostata (prostatectomia)	Extirpación quirúrgica de la próstata (prostatectomía)
Asportazione chirurgica della sacca aneurismatica (aneurismectomia)	Extirpación quirúrgica de un aneurisma (aneurismectomía)
Asportazione chirurgica della tiroide (tiroidectomia)	Extirpación quirúrgica de la glándula tiroides (tiroidectomía)
Asportazione chirurgica delle adenoidi (adenoidectomia)	Extirpación quirúrgica de las adenoides (adenoidectomía)
Asportazione chirurgica delle emorroidi (emorroidectomia)	Extirpación quirúrgica de las hemorroides (hemorroidectomía)
Asportazione chirurgica delle tonsille (tonsillectomia)	Extracción quirúrgica de las amígdalas (tonsilectomía)
Asportazione chirurgica dello stomaco (gastrectomia)	Extirpación quirúrgica del estómago (gastrectomía)
Asportazione chirurgica di calcolo (litotomia)	Extracción quirúrgica de los cálculos (litotomía)
Asportazione chirurgica di fibromi nell'utero (miomectomia)	Extirpación quirúrgica de los fibromas uterinos (miomectomía)
Asportazione chirurgica di strutturalobale di un organo (lobectomia)	Extirpación quirúrgica de un lóbulo de un órgano (lobectomía)
Asportazione chirurgica di uno o etrambi surreni (surrenectomia, adrenalectomia)	Extirpación quirúrgica de una glándula suprarrenal (adrenalectomía)
Assicurazione sanitaria	Seguro de salud
Assistenza infermieristica	Asistencia (cuidado)
Assistenza sanitaria primaria	Atención primaria de salud
Autoambulanza	Ambulancia
Autopsia	Autopsia
Bagno	Cuarto de baño
Barella (lettiga)	Camilla enrollable
Bendaggio gessato	Escayola de inmovilización
Bypass	By-pass
Cadavere (salma)	Cadáver
Calendario vaccinale	Calendario de vacunación
Cambiarsi	Cambiarse
Camera di malato	Cuarto del paciente
Camicia da notte	Camisón
Camicia protettiva	Gabacha desechable
Cannula	Cánula
Cannula nasale	Cánula nasal
Cannula oro-faringea	Cánula orofaríngea (tubo de Mayo, cánula de Guédel)
Cardiologia	Cardiología
Cardiostimolatore (stimolatore cardiaco)	Marcapasos
Carrello	Camilla
Carrell servitore	Mesa para cama
Cassetta di pronto soccorso	Botiquín de primeros auxilios
Catetere	Catéter
Catetere vescicale	Catéter urinario
Causa di morte	Causa de muerte
Cauterizzazione	Cauterización
Cena	Cena
Centro di medicina	Centro médico
Chemioterapia	Quimioterapia
Chirurgia	Cirugía
Chirurgia laparoscopica	Cirugía laparoscópica
Chiudere	Cerrar
Chiusura delle tube	Esterilizatiòm quirúrgica femenina (ligadura de trompas)

Ciabatte	Pantuflas
Circoncisione	Circuncisión
Citologia	Citología
Colazione	Desayuno
Collare cervicale	Collar cervical
Comodino	Mesilla de noche
Contagioso (infettivo)	Contagioso
Coperta	Cubrecama (colcha, manta)
Corona	Corona
Crioestrazione	Crío-extracción
Cuffietta protettiva	Gorra desechable
Cuscino	Almohada
Deambulatore (tutore per disabili)	Andador
Defecazione	Defecación
Defibrillatore	Desfibrilador
Defibrillatore manuale	Desfibrilador manual
Defibrillazione	Desfibrilación
Dentista	Dentista
Deposito (magazzino)	Almacenaje
Dermatologia	Dermatología
Diagnosi	Diagnóstico
Dialisi	Diálisis
Dialisi epatica	Diálisis de hígado
Dialisi renale	Diálisis renal
Dieta (regime dietetico)	Régimen (dieta)
Digestione	Digestión
Dinamometro	Dinamómetro
Donatore / donatrice	Donante
Donazione del sangue	Donación de sangre
Dottore / dottoressa (medico)	Médico
Drenaggio	Drenaje
Drenaggio posturale	Drenaje postural
Elettrochirurgia	Electrocirurgía
Elettrodo	Electrodo
Elettroterapia	Electroterapia
Esercizi di equilibrio	Entrenamiento del equilibrio
Esercizi di Kegel	Ejercicios de Kegel
Esercizi di respirazione	Ejercicios de respiración
Esercizio	Ejercicio
Estrazione del dente	Exodoncia dental
Fasciatura (bendaggio)	Apósito
Fermacapo	Inmovilizador de cabeza
Finestra	Ventana
Fisioterapia	Fisioterapia
Fisioterapista	Fisioterapeuta
Forbici	Tijeras
Formazione chirurgica di stomia (colostomia)	Exteriorización de una parte de intestino a través de la cavidad abdominal (colostomía)
Gel elettro-conduttivo	Gel conductor
Germi	Gérmenes
Gerontologia	Gerontología
Ginecologia	Ginecología
Goniometro	Goniómetro
Gruccia (stampella)	Muleta
Guanti protettivi	Guantes desechables
Guarigione (ristabilimento)	Recuperación
Idroterapia	Hidroterapia
Immunologia	Inmunología
Incisione chirurgica della trachea (tracheotomia)	Incisión quirúrgica en la tráquea (traqueotomía)
Infermiera /infermiere	Enfermera
Infusione	Infusión
Iniezione	Inyección
Intervento chirurgico dell'orecchio medio (stapedectomia)	Cirugía del oído medio (stapedectomía)
Intervento chirurgico delle connessioni talamiche (talamotomia)	Cirugía del tálamo (talamotomía)
Intubazione	Intubación
Laringoscopio	Laringoscopio
Lavanda gastrica	Lavado gástrico
Lavanderia	Lavandería
Lavare (fare il bagno)	Darse un baño
Lenzuolo	Sábana
Letto	Cama
Lift facciale (ritidectomia)	Estiramiento de la cara (ritidectomía)
Liposuzione	Liposucción
Lobotomia	Lobotomía
Luce	Luz
Manicotto di sfigmomanometro	Manguito de presión arterial
Manovra di Heimlich	Maniobra de Heimlich
Maschera dell'ossigeno	Máscara de oxígeno
Maschera laringea	Máscara laríngea
Maschera per rianimazione	Máscara de reanimación
Mascherina di protezione	Mascarilla desechable
Materassino a depressione	Colchón al vácio
Materasso	Colchón
Medicina interna	Medicina interna

Medico di medicina generale (medico di famiglia)	Médico de cabecera
Monitor per parametri vitali	Monitor de signos vitales
Morire	Morir
Neurologia	Neurología
Obitorio (mortorio)	Depósito de cadáveres (morgue)
Oncologia	Oncología
Operazione (intervento chirurgico)	Operación quirúrgica
Ortopedia	Ortopedia
Ospedale (policlinico)	Hospital
Ospite (visitatore / visitatrice)	Visitante
Otorinolaringoiatria	Otorrinolaringología
Otturazione odontoiatrica	Empaste (emplomadura)
Padiglione (reparto)	Sala (pabellón)
Pallone autoespandibile	Bolsa Ambú de ventilación manual
Palpazione	Palpación
Patologia	Patología
Pattumiera	Papelera
Paziente (ammalato)	Paciente
Pediatria	Pediatría
Percussione	Percusión
Pessario	Pesario
Piantana portaflebo	Intravenoso poste
Pigiama	Pijama (piyama)
Pinzette	Pinzas
Porta	Puerta
Posizionatore	Almohada de posicionamiento
Posizione di Trendelenburg	Posición de Trendelenburg
Pranzo	Almuerzo
Primo soccorso	Primeros auxilios
Procedura di chirurgia plastica del naso (rinoplastica)	Cirugía estética de la nariz (rinoplastia)
Procedura di chirurgia plastica del seno (mastoplastica)	Cirugía estética de los senos (mamoplastia)
Procedura di chirurgia plastica dell'addome (addominoplastica)	Cirugía estética del abdomen (abdominoplastia)
Procedura di chirurgia plastica della palpebra (blefaroplastica)	Cirugía estética de los párpados (blefaroplastia)
Proclamazione del tempo della morte	Determinación del tiempo de muerte
Proteggi materasso cerato	Sábana de hule para la incontinencia
Protese mammaria	Implante de mama
Protesi dentale	Prótesis dental
Provetta	Tubo de ensayo
Psichiatria	Psiquiatría
Psicologo	Psicólogo
Pulitura dei denti	Pulidor de los dientes
Purificazione	Purificación
Quarantena	Cuarentena
Radiazione	Radiación
Radiologia	Radiología
Remissione	Fase de remisión
Reparto di malattie infettive	Pabellón de enfermedades infecciosas
Reparto di oftalmologia	Sala de oftalmología
Reparto polmonare	Sala de neumología
Resezione transuretrale della prostata	Resección transuretral de la próstata
Respiratore	Aparato respiratorio
Respirazione artificiale	Respiración artificial
Riabilitazione	Rehabilitación
Rianimazione	Reanimación
Ricevente di trapianto	Receptor de un órgano
Rinologia	Rinología
Riposo a letto	Guardar cama
Rottami	Materia de desperdicio
Sala d'aspetto	Sala de espera
Sala da pranzo (cenàcolo)	Comedor
Sala operatoria	Quirófano
Sanare (guarire, recuperare)	Reponerse (recuperarse)
Scalpello	Escalpelo
Sciacquare	Lavar
Secchia	Palangana (ajofaina)
Schiavina	Manta (cobija)
Sedia a rotelle (carrozzella)	Silla de ruedas
Sedia portantina	Silla de evacuación
Serbatoio di ossigeno	Tanque de oxígeno
Servizio di urgenza ed emergenza medica	Servicios médicos de emergencia
Shunt	Shunt
Somministrazione dei farmaci	Administración de fármacos
Sonda	Sonda
Sonda gastrica per nutrizione	Sonda de alimentación
Sovrascarpe protettive	Cubrezapatos
Spugna	Esponja
Sputare	Escupir

Stanza da terapia intensiva	Unidad de cuidados intensivos
Sterile	Estéril
Sterilizzazione	Esterilización
Stetofon endoscopio	Estetoscopio
Suturare la ferita	Suturar la herida
Talloniere e gomitiere antidecubito	Protectores talón/codo antiescaras
Tavolo (scrivania)	Mesa (escritorio)
Tè	Té
Terapia	Tratamiento (terapia)
Terapia intensiva	Cuidados intensivos
Terapia semi-intensiva	Cuidados semi-intensivos
Terapista occupazionale	Terapeuta ocupacional
Trapano (trivella)	Taladro
Trapianto	Trasplante
Trasfusione	Transfusión
Trauma	Trauma
Trazione	Tracción
Tubo d'aspirazione	Catéter de succión
Tubo di drenaggio	Sonda de drenaje
Tubo endotracheale	Sonda endotraqueal
Ufficio del medico	Consultorio de médico
Urinazione	Micción
Urologia	Urología
Uso del gabinetto	Ir al servicio
Vaccinazione (inoculazione)	Vacunación
Vasectomia	Esterilización quirúrgica masculina (vasectomía)
Vaso da notte (pitale)	Orinal
Vaso sanitario	Servicio
Visita	Visita

ESAMI MEDICI	EXÁMENES MÉDICOS
Agoaspirato (biopsia mediante ago sottile)	Punción aspiración con aguja fina
Agoaspirato polmonare percutaneo transtoracico	Punción transtorácica aspirativa con aguja ultrafina
Amniocentesi	Amniocentesis
Analisi chimiche delle urine	Análisis químico de orina
Analisi dei gas nel sangue (emogasanalisi)	Prueba de gases en la sangre
Analisi del DNA	Análisis de DNA
Analisi del liquido cerebro-spinale	Análisis del líquido cefalorraquídeo
Angiografia	Angiografia
Angiografia cerebrale	Angiografia cerebral
Angiografia con cateterismo	Angiografia por catéter
Angiografia digitale a sottrazione	Angiografia de sustracción digital
Angiografia polmonare	Angiografia pulmonar
Angiografia spinale	Angiografia espinal
Anoscopia	Anoscopía
Antibiogramma	Antibiograma
Antigene carcino-embrionario (CEA)	Antígeno carcinoembrionario
Aortografia	Aortografia
Arteriografia	Arteriografia
Artrografia	Artrografia
Artroscopia	Artroscopia
Aspartato transaminasi (SGOT)	Aspartato aminotransferasa (AST, transaminasa glutámico-oxalacética GOT)
Audiometria	Audiometría
Audiometria di discorso	Audiometría del habla
Azoto ureico nel sangue (BUN)	Nitrógeno ureico en sangre (BUN)
Biligrafia venosa	Biligrafia intravenosa
Biomarcatore	Marcador biológico
Biopsia	Biopsia
Biopsia cerebrale (biopsia dei ventricoli cerebrali)	Biopsia cerebral
Biopsia cutanea	Biopsia de piel
Biopsia del linfonodo	Biopsia de ganglio linfático
Biopsia del midollo osseo	Biopsia de médula ósea
Biopsia della tiroide	Biopsia de tiroides
Biopsia endometriale	Biopsia endometrial
Biopsia epatica	Biopsia hepática
Biopsia pleurica	Biopsia pleural
Biopsia renale	Biopsia renal
Biopsia stereotassica	Biopsia estereotáctica
Broncografia	Broncografia
Broncoscopia	Broncoscopia
CA 125 (antigene di carcinoma 125)	Marcador tumoral CA 125
CA 19-9 (antigene carboidratico)	CA 19-9 (antígeno carbohidrato 19-9)
Cardiotocografia	Cardiotocografia
Cariotipo	Cariotipo
Cateterismo cardiaco (angiocardiografia)	Cateterismo cardíaco
Cefalometria	Cefalometría
Cistografia	Cistografia
Cistoscopia	Cistoscopia

Colangiopancreatografia endoscopica retrograda	Colangiopancreatografía retrógrada endoscópica
Colangiografia	Colangiografía
Colecistografia orale	Colecistografía oral
Colonscopia	Colonoscopia
Colposcopia	Colposcopia
Coltura del liquor	Cultivo de líquido cefalorraquídeo
Coltura di gola	Exudado faríngeo
Coltura di microrganismi	Cultivo
Coltura di sputo	Cultivo de esputo
Coltura vaginale	Cultivo vaginal
Concentrazione del glucosio nel plasma	Concentración de glucosa en sangre
Conizzazione	Conización
Coronarografia	Coronariografía
Craniografia	Craneografía
Defecografia	Defecografía
Densità minerale ossea	Densitometría ósea
Dermatoscopia (dermoscopia)	Dermatoscopia
Diagnosi differenziale	Diagnóstico diferencial
Dilatazione delle pupille provocando con tropicamide	Dilatación pupilar inducida por fármacos
Ecocardiografia	Ecocardiografía
Ecocardiografia doppler	Ecocardiografía doppler
Ecoencefalografia	Ecoencefalografía
Ecografia	Ultrasonografía (ecografía)
Ecografia addominale	Ecografía abdominal (ultrasonido abdominal)
Ecografia colecisti e vie biliari	Ecografía de vesícula y vías biliares
Ecografia della tiroide	Ecografía de la tiroides (ultrasonido de la tiroides)
Ecografia epatica	Ecografía hepática (ultrasonido hepático)
Ecografia mammaria	Ecografía de mama (ultrasonido de mama)
Ecografia pancreatica	Ecografía de páncreas (ultrasonido de páncreas)
Ecografia renale	Ecografía renal (ultrasonido renal)
Elettrocardiografia	Electrocardiografía (ECG, EKG)
Elettroencefalografia	Electroencefalografía
Elettroforesi delle sieroproteine	Electroforesis de proteínas séricas
Elettromiografia	Electromiografía
Elettroneurografia	Electroneurografía
Elettroretinografia	Electrorretinografía
Ematocrito	Hematocrito
Emocoltura	Hemocultivo
Emocromo (analisi del sangue, esame emocromocitometrico)	Hemograma (conteo sanguíneo completo)
Endoscopia	Endoscopia
Enteroscopia	Enteroscopia
Ergometria (ECG sotto sforzo)	Ergometría
Esame chimico di succo gastrico	Análisis químico del jugo gástrico
Esame del fundus oculi	Exámen dilatado de fundus
Esame della mammella	Exploración física de mama
Esame delle urine peso specifico	Gravedad específica de la orina
Esame ginecologico	Examen ginecológico
Esami di laboratorio	Pruebas de laboratorio
Esami sierologici	Pruebas de serología
Esofagogastroduodenoscopia	Esofagogastroduodenoscopia
Esplorazione rettale	Tacto rectal
Flebografia	Flebografía
Fluoroscopia	Fluoroscopia
Fosfatasi alcalina totale	Fosfatasa alcalina
Gastroscopia	Gastroscopia
Glucosio nelle urine	Examen de glucosa en orina
Gonioscopia	Gonioscopia
HbsAg (antigene di superficie dell'epatite B)	HbsAg (antígeno de superficie de la hepatitis B)
Imaging a risonanza magnetica (risonanza magnetica tomografica)	Imagen por resonancia magnética (IRM)
Indagini radiologiche del colon con clisma opaco a doppio contrasto	Enema de bario con doble contraste
Isterosalpingografia	Histerosalpingografía
Isteroscopia	Histeroscopia
Laboratorio	Laboratorio
Laparoscopia	Laparoscopia
Laringoscopia	Laringoscopia
Linfangiografia (linfografia)	Linfografía

Magnetoencefalografia	Magnetoencefalografía
Mammografia (mastografia)	Mamografía
Manometria esofagea	Manometría esofágica
Mantoux test	Test de Mantoux (PPD)
Marker tumorale	Marcador tumoral
Mediastinoscopia	Mediastinoscopia
Medicina nucleare	Medicina nuclear
Mezzo di contrasto	Medio de contraste
Mielografia	Mielografía
Mielografia lombare	Mielografía lumbar
Mielografia sotto-occipitale	Mielografía cervical suboccipital
Misurazione del polso	Comprobación del pulso
Misurazione della pressione arteriosa	Monitorización de la presión arterial
Oftalmoscopìa	Oftalmoscopia
Otoscopia	Otoscopía
Patch test	Prueba de emplasto (prueba del parche)
Pelvigrafia	Pelvigrafía
Pelvimetria	Pelvimetria
Perimetria	Campimetría (perimetría)
Pielografia retrograda	Pielografía retrógrada
Pletismografia	Pletismografía
Pneumoencefalografia	Neumoencefalografía
Polisonnografia	Polisomnografia
Pressione venosa centrale	Presión venosa central
Proteine nelle urine	Proteínas en la orina
Prova della benzidina	Prueba de la bencidina
Prova di Weber	Prueba de Weber
Punteggio del coma di Glasgow	Escala de coma de Glasgow
Puntura lombare (rachicentesi)	Punción lumbar
Puntura suboccipitale	Punción suboccipital
Radiografia	Radiografía
Radiografia del torace	Radiografía de tórax
Radiografia della colonna vertebrale	Radiografía de la columna vertebral (radiografía vertebral)
Radiografia dentale	Radiografía dental
Radiografia gastroduodenale con pasto baritato	Radiografía de esófago, estómago y duodeno tomada con comida baritada
Radiografia ossea	Radiografía de hueso (radiografía ósea)
Rettoscopia	Rectoscopia
Riflesso patellare	Reflejo patelar
Rifrattometria	Refractomería
Risonanza magnetica funzionale	Imagen por resonancia magnética funcional (IRMf)
Rose Waaler test	Test de Waaler-Rose
Scintigrafia epatobiliare con tecnezio -99m	Gammagrafia hepatobiliar con tecnecio 99m
Scintigrafia ossea	Gammagrafía ósea
Scintigrafia polmonare	Gammagrafia pulmonar
Scintigrafia renale	Gammagrafia renal
Scintigrafia splenica con tecnezio -99m	Gammagrafia de bazo con tecnecio 99m
Scintigrafia tiroidea	Gammagrafia tiroidea
Semenogelasi (antigene prostatico specifico)	Antigeno prostático específico
Seroalbumina	Albúmina en la sangre
Sialografia (scialografia)	Sialografía
Sigmoidoscopia	Sigmoidoscopia
Spermiogramma	Espermiograma
Spirometria (pneumometria)	Espirometria
Tempo di protrombina	Tiempo de protrombina
Tempo di tromboplastina parziale	Tiempo de tromboplastina parcial activado
Test alfa-fetoproteina	Prueba de alfa-fetoproteína
Test alla fenolsulfonftaleina	Prueba de la fenolsulfonftaleina
Test biochimici di sangue	Exámenes bioquímicos de sangre
Test cutaneo per le allergie "prick test"	Test cutaneos de alergia (prick)
Test del respiro (urea breath test)	Prueba del aliento con urea
Test della bilirubina	Análisis de bilirrubina sérica
Test della bromosulfaleina di funzionalità epatica	Prueba de la función hepática con bromosulfaleína
Test di agglutinazione	Análisis de aglutinación
Test di captazione tiroidea dello iodio 131	Captación tiroidea de 131yodo
Test di Coombs indiretto	Prueba de Coombs indirecta
Test di funzionalità epatica	Pruebas de función hepática
Test di gravidanza	Pruebas de embarazo

Test di ormoni tiroidei nel sangue	Concetración de hormonas tiroideas en sangre
Test di Papanicolaou (Pap test)	Prueba de Papanicolau
Test orale di tolleranca al glucosio (OGTT, curva da carico orale di glucosio)	Test de tolerancia oral a la glucosa
Test rapido dello streptococco	Prueba rápida para estreptococo
Timpanocentesi	Timpanocentesis
Timpanometria	Timpanometría
Tomografia	Tomografía
Tomografia ad emissione di positroni	Tomografía por emisión de positrones
Tomografia computerizzata (TC)	Tomografía computada
Tonometria	Tonometría
Toracoscopia	Toracoscopia
Ultrasuono ad alta intensità focalizzato	Ultrasonido focalizado de alta intensidad (HIFU)
Urea clearance (clearance dell'urea)	Prueba de aclaramiento de urea sanguínea
Ureteroscopia	Ureteroscopía
Uretrografia	Uretrografía
Urinocoltura	Urocultivo
Urobilinogeno nelle urine	Urobilinógeno en orina
Urografia	Urografía
Urografia intravenosa (pielografia intravenosa)	Urografía intravenosa
Velocità di eritro-sedimentazione	Velocidad de sedimentación globular
Ventricolografia	Ventriculografia
Volume urinario residuo	Volumen residual de orina

GRAVIDANZA ED OSTETRICIA — EMBARAZO Y OBSTETRICIA

Aborto abituale	Aborto habitual
Aborto spontaneo	Aborto espontáneo
Amniocentesi	Amniocentesis
Amnios	Saco amniótico
Amnioscopia	Amnioscopia
Anomalie di sviluppo fetale (anomalie fetali)	Anomalías fetales
Anomalie uterine	Malformaciones uterinas
Aspiratore a vuoto	Aspirador al vacío
Asportazione chirurgica dell'utero (isterectomia)	Extracción quirúrgica del útero (histerectomía)
Assenza di mestruazioni (amenorrea)	Ausencia de la menstruación (amenorrea)
Banca del seme	Banco de semen
Blastocisti	Blastocisto
Canale del parto	Canal del parto
Capezzolo	Pezón
Cardiotocografia	Cardiotocografía
Ciclo mestruale	Ciclo menstrual
Clinica ostetrica	Hospital de maternidad
Collo	Cuello
Complesso TORCH	Infecciones TORCH
Concezione	Fecundación (fertilización)
Contrazioni del travaglio	Contracciones del trabajo de parto (contracciones uterinas)
Cordocentesi	Cordocentesis
Coriocarcinoma	Coriocarcinoma
Corion (corio)	Corion
Culatta (deretano)	Nalga
Depressione post-partum	Depresión postparto (depresión postnatal)
Diabete gestazionale	Diabetes gestacional
Dilatazione della cervice uterina	Dilatación del cuello uterino
Distacco di placenta (abruptio placentae)	Desprendimiento prematuro de placenta
Dotto galattoforo	Conducto mamario (conducto galactóforo)
Durata della gravidanza	Duración del embarazo
Durata di contrazioni	Duración de las contracciones uterinas
Eclampsia	Eclampsia
Ecografia	Ultrasonografía (ecografía)
Edema	Edema (hidropesía)
Eiaculazione	Eyaculación
Embrione	Embrión
Emorragia	Desangramiento (hemorragia)
Episiotomia	Episiotomía
Eritroblastosi fetale (malattia emolitica del neonato)	Enfermedad hemolítica del recién nacido (eritroblastosis fetal)
Espulsione del feto	Expulsión del producto
Espulsione della placenta	Expulsión de la placenta
Estrogeno placentare	Estrógeno de la placenta

False contrazioni (contrazioni di Braxton Hicks)	Contracción de Braxton Hicks
Farmaci abortivi	Fármacos abortivos
Farmaco con lo scopo di arrestare le contrazioni uterine (tocolisi)	Fármaco utilizado para suprimir el trabajo de parto prematuro (tocolítico)
Fase del parto	Etapas del parto
Febbre puerperale	Fiebre puerperal
Fecondazione assistita (fecondazione artificiale)	Inseminación artificial
Fertilizzazione in vitro	Fecundación in vitro
Feto	Feto
Fetoscopia	Fetoscopia
Follicolo di Graaf	Folículo de Graaf
Forcipe	Fórceps
Frequenza di contrazioni uterine	Frecuencia de las contracciones uterinas
Funicolo ombelicale	Cordón umbilical
Gemelli	Gemelos
Gemelli fraterni (gemelli dizigoti)	Gemelos dicigóticos (mellizos)
Gemell i identici (gemelli monozigoti)	Gemelos monocigóticos
Genitore	Padre (primario)
Genitore biologico	Padre biológico
Ginecologia	Ginecología
Gonadotropina corionica	Gonadotropina coriónica
Gravidanza (gestazione)	Embarazo
Gravidanza ectopica	Embarazo ectópico
Gravidanza gemellare	Embarazo múltiple
Imene	Himen
Impianto	Implatación
Incubatrice	Incubadora
Infezione	Infección
Infiammazione del sacco amniotico (corioamniosite)	Infección de las membranas placentarias (corioamnionitis)
Infiammazione della vescica urinaria (cistite)	Inflamación de la vejiga urinaria (cistitis)
Iniezione intracitoplasmatica dello spermatozoo	Inyección intracitoplasmática de espermatozoides
Intensità di contrazione	Intensidad de contracciones uterinas
Interruzione di gravidanza (aborto)	Aborto inducido
Iperemia dell'ovaio	Hiperemia del ovario
Iperplasia endometriale	Hiperplasia endometrial
Ipertensione arteriosa sistemica	Incremento de la presión sanguínea (hipertensión)
Ipertrofia dell'utero	Hipertrofia del útero
Ipotrofia fetale	Hipotrofia fetal
Lattazione	Lactancia
Liquido amniotico	Líquido amniótico
Lithopedion	Litopedion
Lochi	Loquios
Lunghezza di neonato	Talla de un neonato
Macrosomia fetale	Macrosomía fetal
Madre	Madre
Malattia di Hirschsprung (ostruzione del colon congenita)	Enfermedad de Hirschsprung (megacolon aganglónico)
Mammella	Mama
Mastite puerperale	Mastitis puerperal
Meconio	Meconio
Menopausa	Menopausia
Mestruazione	Menstruación (período)
Microcefalia	Microcefalia
Mifepristone	Mifepristona
Morula	Mórula
Mucosa interna dell'utero (endometrio)	Mucosa interior del útero (endometrio)
Nato morto	Nacido muerto
Nausea	Náusea
Neonato	Neonato (recién nacido)
Neonato pretermine	Recién nacido pre-término
Neonatologia	Neonatología
Ombelico	Ombligo (pupo)
Ostetrica (levatrice)	Matrona (matrón)
Ostetricia	Obstetricia
Ostetrico	Tocólogo (obstetra)
Ovaia (ovario)	Ovario
Ovidotto (ovidutto)	Trompa de Falopio (tuba uterina, oviducto)
Ovodonazione	Donación de ovocitos
Ovogenesi	Ovogénesis
Ovulazione	Ovulación
Padre	Padre
Pannolino	Pañal
Parto	Parto
Parto a termine	Parto a término
Parto nell'acqua	Parto en agua
Parto patologico	Parto patológico
Parto post-termine	Parto postérmino
Parto pretermine	Parto pretérmino
Parto prolungato	Parto prolongado
Pelvi ristretto	Pelvis contraída
Pelvimetria	Pelvimetría

Peritonite da meconio	Peritonitis meconial
Peso di neonato	Peso al nacer
pH-metria fetale	pH-metría fetal
Pielonefrite	Pielonefritis
Placenta	Placenta
Placenta accreta	Placenta accreta
Placenta previa	Placenta previa
Plagiocefalia	Plagiocefalia
Pluripara	Multigrávida
Pompa tiralatte	Sacaleches
Posizione del feto trasversale	Feto posición transversal
Posizione podalica del feto	Posición de nalgas
Preeclampsia (gestosi)	Preeclampsia
Primipara	Primigesta
Procreazione assistita	Reproducción asistida
Produzione di saliva eccessiva (ipersalivazione)	Excesiva producción de saliva (hipersalivación)
Profilo biofisico fetale	Perfil biofísico fetal
Progesterone	Progesterona
Progesterone placentare	Progesterona de placenta
Prolasso del funicolo ombelicale	Prolapso del cordón umbilical
Prolattina	Prolactina
Psicosi post-partum	Psicosis postparto
Puerperio	Puerperio
Quattro gemelli	Cuatrillizos
Raschiamento (curetage)	Legrado
Respirazione	Respiración
Rischio teratogenico	Agentes teratogénicos
Ritenzione urinaria	Retención de orina
Rottura delle membrane	Ruptura de membrana
Rottura precoce delle membrane	Ruptura prematura de membrana
Sala parto	Sala de partos
Segno del Chadwick (tinta bluastra alla vagina)	Signo de Chadwick
Seme (sperma)	Semen (esperma)
Sepsi puerperale	Sepsis puerperal
Sindrome da aspirazione di meconio	Síndrome de aspiración de meconio
Sindrome del terzo giorno (baby blues)	Baby blues (leve depresión post parto)
Sopravvivenza di spermatozoo	Viabilidad de espermatozoides
Spermatozoo	Espermatozoide
Spingere	Empujar
Sterilità	Infertilidad
Surrogazione di maternità	Madre de alquiler
Suzione	Succión
Tagliare (intersecare)	Cortar
Taglio cesareo	Cesárea
Testa	Cabeza
Translucenza nucale	Traslucencia nucal
Uovo	Óvulo
Utero	Útero (matriz, seno materno)
Vagina	Vagina
Varici degli arti inferiori	Venas varicosas de las piernas
Villi coriali	Vellosidades coriónicas
Villocentesi	Muestra de vellosidades coriónicas
Vomito (emetismo)	Vómito (emesis)

www.ingramcontent.com/pod-product-compliance
Lightning Source LLC
Chambersburg PA
CBHW061225180526
45170CB00003B/1164